家族・援助者のための
ギャンブル問題
解決の処方箋
——CRAFTを使った効果的な援助法——

吉田精次

Ψ 金剛出版

はじめに

　ギャンブル問題で苦しむ家族の相談を長年受けてきました。初めて相談に訪れる家族のほとんどは絶望感に打ちひしがれています。自分たちなりに一生懸命考えて対応してきたものの，借金は繰り返され，嘘とごまかしが続くのでもう相手が信じられなくなっています。打つ手はなくなりました。なにが問題の本質かを考える余裕すらなくなっています。事情を聞くうちに，家族が必要としている援助を提供できる医療機関が極めて乏しいという現実に直面しました。ギャンブル問題に対応するために必要な情報も不足しています。この問題の理解と対応に役立つ，具体的で実践的で事細かな点まで網羅した書籍が要ると痛感しました。それがこの本を書いた動機です。

　借金するまでになっている場合，その人のギャンブル問題は依存症の段階まで進行しています。そうなると常識的な考えや対応ではうまくいきません。意志と根性と罰には大した効果はありません。しかし，効果的な方法はあります。この本を通して声を大にして家族にそれを伝えたいのです。もちろん，ギャンブル問題を持つ本人に対してもです。諦める必要はありません。

　読んで希望が持てる本が必要だと思いました。しっかりした根拠のある希望が必要です。ギャンブル問題の解決に向けて努力し，回復を続けている人たちの存在がその根拠です。これまでの臨床経験で学び吸収し発見したものすべてをこの本に注ぎました。なんとかなるんじゃないかと思ってもらえるようなものになったのではないかと思っています。

　ギャンブル問題解決とは単にギャンブルで作った借金を完済することではありません。ギャンブルによって有害な影響を受けた考え方や人間関係や仕事など，その人の生活全般が改善し，今後ギャンブルの影響を受けないライフスタイルを築くことが解決です。問題の真っ只中にいるときにはそこまで考えることはできないかもしれませんが，ギャンブルを止めることはそのための手段であり，目的ではありません。

　この本はギャンブル問題で苦しむすべての家族のためにあります。同時に，

どう対応していいのかわからず苦慮している援助職の方たちのためにあります。一人でも多くの人に役立つことを願っています。

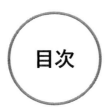

はじめに　3

第1章　ギャンブル問題が家族に与える影響 ── 9

第2章　ギャンブル問題の相談を始める ── 15

1　できる限り早く専門機関につながりましょう ── 16
2　対処を始めるに当たっての心構え ── 19

第3章　本人との対応の仕方のコツ：CRAFTについて
── 23

1　CRAFTとは？ ── 25
2　「効果のあることをする。効果のないことはしない」という考え方 ── 26
3　家族は伝えたいことを伝える，それが大切 ── 27
4　相手に伝わるように話す技術を習得する ── 28
5　新しいコミュニケーション・スキル ── 29
6　始めるにあたって ── 36

第4章 ギャンブル問題解決の処方箋 ——— 39

処方箋1　何が一番の問題かを見定める ——— 41
処方箋2　専門家に相談する ——— 57
処方箋3　本人に相談を勧める ——— 65
処方箋4　借金を100％明らかにする ——— 72
処方箋5　金銭管理を始める ——— 77
処方箋6　今日一日を乗り切る ——— 94
処方箋7　困ったら相談する ——— 99
処方箋8　再発を予防する ——— 107
処方箋9　脳の回復を促進する ——— 118
　　　　※本人が実行すべきこと

第5章 ADHDとギャンブル問題 ——— 129

1　ADHDについて ——— 131
2　ADHDとギャンブル依存症 ——— 134
3　発達障害の人のギャンブル問題への対応のポイント ——— 136

第6章 当事者本人のこの本の活用法 ——— 137

あとがき　　　　　　　　　　　139
全国のGA会場一覧　　　　　　142
全国の精神保健福祉センターの一覧　155
著者略歴　　　　　　　　　　　159

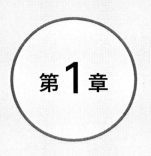

ギャンブル問題が家族に与える影響

　この本でいうギャンブルは次のものを指しています。競馬，競輪，競艇，オートレース，スポーツ振興宝くじ，宝くじの公営ギャンブルと，パチンコ，マージャン，カジノでの賭け，野球賭博などです。オンラインカジノやFXも含まれます。パチンコはギャンブルではなくゲームであると公的には認定されているようですが，日本で最も被害を生んでいる正真正銘のギャンブルです。

ギャンブル問題を持つ本人と家族が陥りやすい関係について図を用いて説明します。

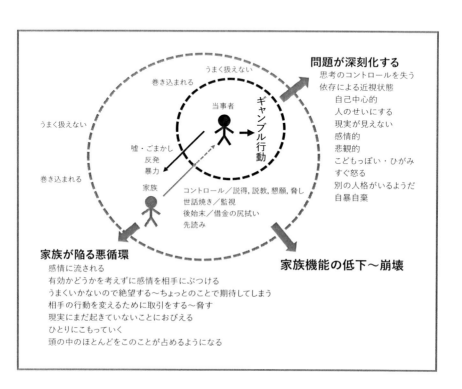

ギャンブル問題の特徴はギャンブルの「魅力」が現実的な思考や感覚を歪めることです。ギャンブル資金が他の何よりも本人にとって大事なものに変わっていきます。ギャンブルの衝動に脳が乗っ取られた状態を「ギャンブル脳」と呼ぶことにします。このギャンブル脳が本人を支配し始めます。自分ではうまく遊んでいる，コントロールできていると思っていても，実際はギャンブル脳に支配された状態になっています。ギャンブル資金を調達するためやギャンブルで失ったお金をごまかすため

に，家庭や職場で嘘をつくようになります。借金が始まるとそれを隠すために嘘がどんどん積み重なっていきます。借金が発覚したときも，ほとんどの場合ギャンブルが原因で借金ができたことは打ち明けません。動かぬ証拠が出て初めて事実を言う，という思考回路に変わっていきます。バレなければ本当のことは言わなくていいのだという考えが非常に強固になります。

　表面上，問題なく暮らしていたと思っていた家族がいきなり借金問題に直面することになります。家族がこのギャンブル問題に関わるきっかけです。最初から本人の嘘を見破ることができる家族はほとんどいません。何度か繰り返されて初めて，おかしいと感じ始めます。そこで，家族の働きかけが始まります。家族は本人になんとかギャンブルを止めてほしいと願います。止めなければ生活が崩壊するからです。ほとんどの場合，そのための行動が次の3つのパターンになっていきます。

　　①ギャンブル行為を止めさせようとコントロールする，圧力をかける（※小言，泣き言，懇願，脅し，怒りをぶつける，お金を取り上げるなど）
　　②問題が起きたとき，本人に代わって対処する（※多いのが借金の肩代わりです）
　　③不安と心配と恐れで最終的にはお金をわたしてしまう（※犯罪行為をされるよりはまだマシだと考えて）

　これらの行動はコントロール合戦になりこそすれ，ギャンブル問題の解決にとって実は効果のない行動です。ギャンブル問題の構造を知らなければどの家族も必ずこの落とし穴に落ちてしまうと言っていいでしょう。この問題の専門家でもなんでもない家族がギャンブル脳に対して適切に対応するのは無理なのです。家族はなんとかしようと努力し苦労しますが，うまくいきません。次第に対応は厳しくなります。叱責や監視が強くなります。そうすればするほど本人の嘘・ごまかしは巧妙になり，

嘘がつけなくなると最後には貝のように黙ってしまうか，反発し攻撃的になっていきます。家庭は緊張感の強い，嘘と不信感に満ちたものになっていきます。これがギャンブル問題が家族に与える影響の構図です。

この硬直化した本人との関係を変え（本人の意志を変えようとするのではなく），本人に影響を与え，ギャンブル問題の解決に近づいていこう，というのがこの本でお伝えしたいことです。

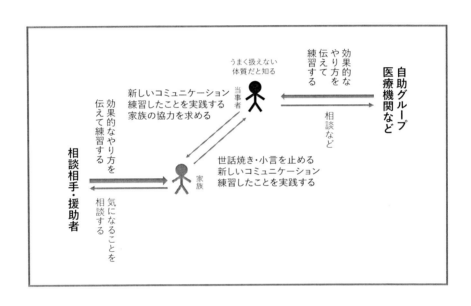

この本で目指すのは上の図のように，家族が相談機関につながり，効果的な対応の仕方を学び，練習したことを相手との対応に生かしていくという構図に転換していくことです（第3章で，関係性を変えるために必要な考え方と効果的な方法について説明します）。新しく芽生えた関係の中で本人に相談や受診のチャンスが生まれ，ギャンブル問題解決のための行動が始まります。

具体的にまず家族にとってほしい行動は次のことになります。

- 借金の尻拭いを止める。
- どうしてそうするかを本人に伝える。
- ギャンブル問題の解決のためには協力することを本人に伝える。
- 相談に行く。

詳しい内容はこれから説明していきます。

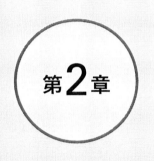

ギャンブル問題の相談を始める

できる限り早く専門機関につながりましょう

　下のグラフにあるように，家族がギャンブル問題に関わり始めてから相談に行くまでの期間は2年未満が31.4%と非常に少ないことがわかります。10年以上経過しているケースが23.8%もみられます。ギャンブル問題が個人の意志や人格の問題だという常識的で誤った見方を修正する機会を持てなかったり，ギャンブル依存症という疾患があることを知らなかったり，相談に行くことすら発想できなかったりといろいろな理由があると思います。適切な医療・相談機関に相談に行くことで初めてギャンブル問題は解決に向けて動き始めます。ギャンブル問題は一日も早く専門機関に相談に行くことが大事です。

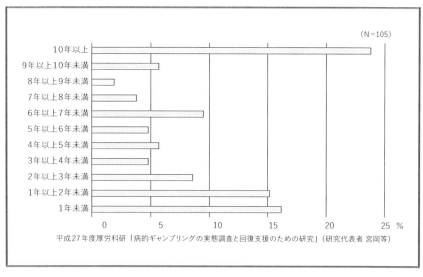

平成27年度厚労科研「病的ギャンブリングの実態調査と回復支援のための研究」（研究代表者 宮岡等）

家族がギャンブル問題に関わり始めてから相談に行くまでの期間

ギャンブル問題は借金問題の形をとって表面化することが大半です。この問題の本質をつかむ前に借金問題だけに対応してしまうと、「借金の尻拭い」ということが起きてしまいます。最近の調査では80％を越える家族が尻拭いをしています。相談に行くまでの期間が長いほどその回数と金額は増えていきます。約4分の1の家族が1,000万円以上の尻拭いをしています。

　一日も早く相談に行く、ということがまず最初のアドバイスです。

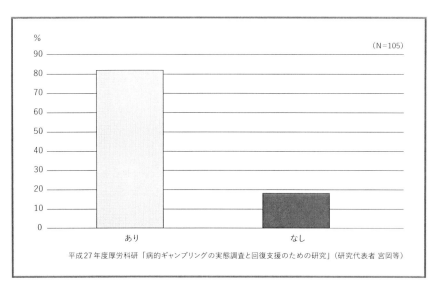

家族が借金の肩代わりをした

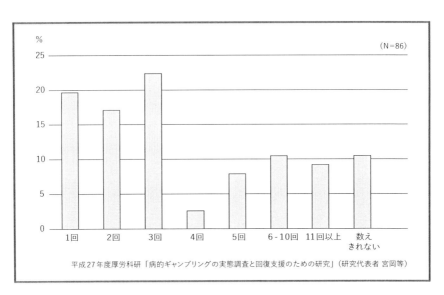

借金の肩代わりをした回数

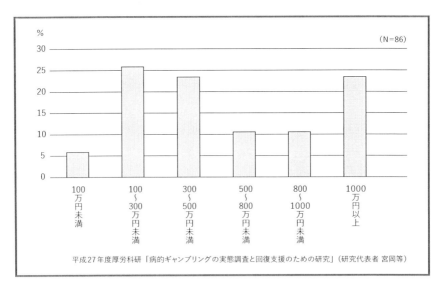

借金の肩代わりをした合計金額

② 対処を始めるに当たっての心構え

①慌てない。焦らない。じっくり構える

　借金があることを聞き，驚いて「借金をすぐに返済しなければ大変なことになる」と返済してしまわないようにしてください。返済のことは専門機関に相談してからでも十分間に合います。まず最初のアドバイスは「慌てないで，何が起きているのかを，可能な限りつかむこと。何か対処する前に必ず相談すること」に尽きます。

　借金返済に困った本人が「今すぐ返済しないと取り返しがつかないことが起きる」と訴え，家族に考える暇を与えず，「とにかくすぐに金をなんとかしないと」と言ってくることはよく見られる現象です。相手の勢いに合わせずに，落ち着いてじっくり構えましょう。

②まず，どんな問題が起きているのかをつかむ

　どんな問題が起きているのかをまず聞き出しましょう。本人はなかなか本当のことを言わなかったり，肝心なことは言わないのが普通です。そんなものだと知っておいてください。そのうえで，できるだけ確かな情報を聞き出してください。本人の話だけでは信用できませんので，可能な限り客観的な事実（証拠）を見つけるようにしてください。

③なぜその問題が起きたかの原因・理由を聞く～調べる

たとえば借金がある場合，その借金がなぜできたのかを聞き出しましょう。借金があると聞いて慌ててしまって，なぜ借金するに至ったのかを聞かずに借金だけに対応してしまうケースが多く見られます。ここでも本人が100%本当のことを言うとは思わないでください。誰でも言いにくいことは最後まで言わないでおきたいものです。その話の中でギャンブルが原因（の一つ）だということが出てきたら，ほぼ間違いなくギャンブル問題だと考えたほうがいいのです。

④目の前の借金問題に対処する前に専門機関に相談する

借金返済は二番目の課題です。借金の原因であるギャンブル問題に対処しなければ借金問題はその後も続きます。ここを間違わないでください。第一にすべきことはギャンブル問題の専門機関を探して，相談に行くことです。探し方は**処方箋**②を見てください。

⑤借金が見つかったときが，解決の絶好のチャンス！

ギャンブル問題の相談はそのほとんどが，借金の発覚がきっかけです。しかし，その時が問題解決の最大で最適の機会です。

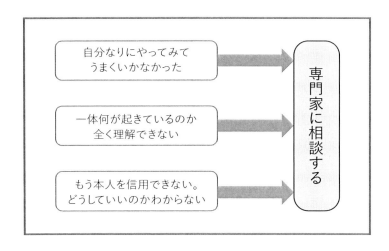

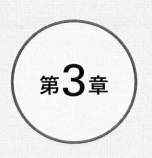

第3章

本人との対応の仕方のコツ：
CRAFTについて

ギャンブル問題がある本人との対応においての重要なポイントは，

(1) 無理にギャンブルを止めさせようとしないこと
(2) 本人の借金の尻拭いをしないこと
(3) 借金の肩代わりはしないがギャンブル問題の解決のためには協力するという気持ちと姿勢を伝えること

の3つです。周りからの圧力やコントロール（監視したり，相手の意志を変えようとしたり）ではギャンブル問題は解決しないどころか，もっと深刻でやっかいなものになってしまいます。これまで無理に止めさせようとしても，どうにもならなかったのではないでしょうか。

　まず，効果的な対応の仕方を学びましょう。今すぐ本人への介入のチャンスが見えなくとも，今後いち早くチャンスが訪れるための準備になります。問題解決には年単位の長い期間が必要だと考えてください。短期間で片付く特効薬はありません。そのためには腰を据えて事に当たる必要があります。

　本人との対応の指針がCRAFTです。この章でCRAFTの概略を説明します。この本で提案している処方箋の中に『CRAFTを活用した本人への対応法』を具体的に提示してありますので参考にしてください。

① CRAFTとは？

　CRAFT（Community Reinforcement And Family Training；コミュニティ強化と家族トレーニング）は家族が本人への対応を修正することによって本人との関係性を変え，本人の行動に影響を与えるように考えられたプログラムです。CRAFTプログラムには3つの目的があります。本人が相談や治療を受け始めること，本人の問題行動が減ること，家族が元気を回復することです。アメリカで開発され，数年前から日本に導入され，その効果は実証されています。

　これまで本人との間で行われていた対応を振り返って考えてみましょう。ギャンブル問題が引き起こす事態によって家庭内での会話がどんどん硬い，お定まりのものになっていきます。家族の話はどうしても小言，説教，懇願，指示，命令，嘆きなどに傾いていきます。いくら言っても本人の行動がなかなか変わらないからです。逆に本人はそういう話は聞きたくないので，耳をふさいでしまうか，逆に怒り出すかになっていきます。そうして家族の思っていることや願っていることが本人に伝わらなくなっていきます。こういった効果的でない行動を修正するために最も必要で効果的な行動がコミュニケーションの修正です。問題を解決するために最も重要な道具がコミュニケーション・スキルです。

「効果のあることをする。効果のないことはしない」という考え方

　ギャンブル問題は家族を深く巻き込んでいきます。いつの間にかギャンブル問題が家族の頭を占領します。ギャンブル問題が本人と家族をどんな関係にしていくのかについては前の章で説明しました。

　強調しておきたいことは，どうしても家族はこの構図・悪循環に陥ってしまうということです。もちろん，そうでない家族もいます。でも大半は知らない間にこうなっているものです。家族が悪いわけではありません。知る機会がなかったのです。大事なのはそれに気づくことです。

　家族にとってこれから大事になる考え方は「効果のないことを止め，効果のあることをする」です。最初は見分けもつかないでしょう。効果的かどうかわかるにはギャンブル問題の特徴を理解するしかありません。この本を読み進めながら理解を徐々に深めていきましょう。

3 家族は伝えたいことを伝える，それが大切

　家族の発言が本人を感情的に刺激したり，嘘やごまかしの理由に使われてしまった経験があると，「よけいなことを言わずに黙っていよう」「本人を刺激しないように黙っていよう」「言って本人を怒らせるより黙っている方がまだまし」となりがちです。その結果，家族は本人に向けて語る言葉を失っていきます。怒りをぶつけるだけになってしまいがちです。本当は言いたいことがあるのに，「相手に伝わるように伝える」方法を知らないために，うまくいかず，最後には伝えることをあきらめてしまった……そんな家族をつくってしまうのがギャンブル問題の有害性の一つです。誰も好んでそうなりたいわけではありません。そうなると，お互いに気持ちを伝えあうことが非常に難しくなります。その結果，問題解決が遠ざかっていきます。

　コミュニケーション・スキルを身に付ける最大の利点は，家族が黙りこまなくてよいということです。コミュニケーション・スキルは，家族が本人に伝えたいことを言葉できちんと伝えるための，大事な道具です。コミュニケーションの仕方を変えることは，単に言い方を変えるだけではありません。人間関係の質を変え，考え方や生き方の転換にもなっていきます。伝えるべきことを伝えるところからギャンブル問題の解決は始まります。

相手に伝わるように話す技術を習得する

　ギャンブル問題を解決するという大きな目的を達成するためには，伝え方の練習が非常に効果的です。自分では言ったつもりになっていても相手に伝わっていなかったり，言いたいことをほとんど言えなかったりでは，事態は好転しません。自分が伝えたいことを相手に伝わるように話すことがどうしても必要なのです。

　相手に求める気持ちが強すぎると，要求したり，責めたりする言葉になりがちです。相手も意志を持った一人の人間であり，その意志まで変えることは誰にもできません。できることは相手の意志に働きかけることだけです。「相手を変えることはできないが，働きかけることはできる。変わるのは本人の意志によって」というのが人間関係の本質です。納得がいくには時間がかかるかもしれませんが，折に触れて思いだしてください。

　相手を責めずに伝えられるようになると，本人の反発が少なくなり，意思疎通がしやすくなります。前向きな言い方が増えると，家庭全体の雰囲気も改善します。コミュニケーションを改善することで，周囲からのサポートも受けやすくなります。生活全般にわたって効果が現われます。

　それでは効果的なコミュニケーション・スキルを説明します。

新しいコミュニケーション・スキル

　これから皆さんに身に付けていただきたい新しいコミュニケーション・スキルの指針を下に示します。これらはすべて効果的な言い方です。今すぐこの言い方ができるかどうかと考えないで，まずは説明を読んでみてください。

---

1. "わたし"を主語にした言い方をする
2. 肯定的な言い方をする
3. 簡潔に言う
4. 具体的に言う
5. 自分の感情を言葉にする
6. 相談・治療を提案する
7. 望ましい行動を強化する

どんな言い方なのかについて説明していきます。

①"わたし"を主語にした言い方をする

　日本語は主語がなくても相手に通じてしまう傾向があるため，普段は主語をつけて話しているかどうかあまり意識しないことが多いです。しかし，基本的にはどの文章にも主語はあります。「わたし」「あなた」「彼ら」など，どれかが主語になっているはずですが文からは省略されています。まずはここに意識を向けてください。

● ケンカになる言葉と話し合いになる言葉

　「あなた」「おまえ」が主語になっているときの言葉は，相手との対立を生みやすいという傾向を持っています。その代表がいわゆる「ケンカ言葉」です。「あなたが〜だから，〜なってしまったんでしょ！」など，相手を攻撃したり，批判したり非難するときに使う言い方です。

　逆に「わたし」を主語にすると，自分の意見を相手に伝えやすくなります。この違いが大きいのです。だれでも，自分を責められたり攻撃されたと感じたときには反発する気持ちが出てきやすいものです。「わたし」を主語にした言い方に変えることで，いたずらに相手を刺激して対立的になるのを避けることができます。これが大きい影響を生みます。特に相手の問題行動や自分が感じていることについて相手と話をする際には，相手の悪いところを言うのではなく，自分がどう感じ，自分が何を欲しているのかを伝えるようにしましょう。例を挙げます。

ケンカになる言い方	話し合いになる言い方
なんで（あなたは）勝手に子どものお金まで黙って使ってしまうの！	（わたしは）あの子が大事にしているお金をあなたが勝手に使うのはいやだし，悲しいわ。
どうせまた（あなたは）ほんとのことは言わないんでしょ！　嘘ばかりついて！	わたしはあなたに嘘をついてほしくないの。
（あなたは）隠れて一体何してんのよ！	（わたしは）今あなたがどうなっているのか，話してほしいの。
あなたはどうして自分のギャンブル問題を認めないの？	わたしはあなたのギャンブルには問題があるとしか思えないの。
あなたには，今まで嘘をつかれ続けてきたわたしの気持ちなんてわからないでしょうね！	わたしは今まで嘘をつかれてきて，とても悲しい。

②肯定的な言い方をする

　否定的な言い方は下の例にあるように,「〜しなかったら〜なる」という言い方です。この言い方は「今, あなたが〜しなかったら, 〜という困ったことが起きてしまう。だから〜するのを止めるべきだ」という罰効果を期待しての言い方です。脅しの話法でもあります。内容的に否定的な言葉を使うときも同じ効果を生みます。この言い方には相手を責めたり, 非難する要素が強く含まれています。

　逆に, 肯定的な言い方は「〜したら〜なるよ」という言い方です。「〜することでこんな（良い）影響が生まれる」ということが伝わります。この違いも大きいです。例を見てください。

否定的な言い方	肯定的な言い方
このままギャンブルを止めないんだったら, もううちは破産よ！ それでもいいの?!	あなたがギャンブルを止める努力をしてくれたら, お金の不安がなくなって安心できるんだけど
わたしが話していてもいつも聞いてくれないのね	この話を聞きたくないかもしれないけど, ちょっと聞いてもらえない？（聞いてもらえるとうれしいんだけど）
あなたみたいな自分勝手な人には耐えられない。結婚記念日をすっぽかしたのだってどうせわざとでしょう。	結婚記念日のお祝いをあなたと一緒にしたかったわ。

③簡潔に言う

　借金の返済はまだ終わっていないのにギャンブルを続けている, そんな状況が続けばどの家族も気持ちが落ち込み, 鬱屈した気分になるのは当然です。嫌な感情が溜まっていき, 相手に何かを言うときにそれがあふれるように出てくることにもなってしまいます。しかし, ここで考えてみてほしいのです。相手

にそういう言い方をすることで，どのような効果や影響を生むのだろうかと。次々と（延々と）言い続けることは，聞き手の気持ちを削いでしまいます。また，話の要点から注意がそれてしまいます。きっと最後まで相手は話を聞いていないでしょう。

簡潔に言う練習です。

悪い例	良い例
どうして仕事が終わってすぐに帰って来れないの？　毎日閉店までパチンコしてるんでしょ!?　こっちは毎日心配してるのよ……。昔はそんなに毎日行くこともなかったじゃない。休みの日に仕事だって言って出ていくけど，会社じゃなくてどうせパチンコ店に行ってるんじゃないの？　去年，お義父さんにお願いしてあなたが作ったサラ金の借金を立替えてもらったばかりじゃないの。お義父さんに毎月返済するって約束したお金だって，あなたちゃんと持って行ってるの？　この前お義父さんから電話があって，ここ何カ月か会ってないって言ってたわよ。そんなに嘘ばっかりついて，あなたのことをどうやって信じたらいいって言うのよ……	仕事が終わったらまっすぐ家に帰って来てくれるとわたしうれしいんだけど。

④具体的に言う

あいまいな頼み方をすると，多くの場合，答えが出ないまま終わってしまいます。答えようのない言い方をしても，望んだ返事は返ってきません。たとえば「少しは大人らしく振舞ったらどう!?」という言い方がその代表です。「大人らしく」は非常にあいまいな言葉です。さまざまな側面がある言葉です。相手のどの行動が「大人らしくない」と思っているのか，相手の行動のどこをどう改善してほしいと願っているのかをまずはっき

りさせて，それを相手に伝えることができれば，相手も何を言われたのか理解しやすいですし，ものごとの改善につながっていきやすいでしょう。そういう意味で，できるだけ具体的でわかりやすく相手に伝えることはとても大切です。練習してみましょう。

悪い例	良い例
あなたは夜遅く帰って来て寝るだけ。わたしは食事が終わっても後片づけに時間取られて自分のこと何にもできないのに。	仕事が終わったら帰って来て，食事の片づけを手伝ってくれるとうれしいんだけど。
相談に行くって言って，いつまでも行かないじゃない。いつになったら行くつもりなの?!	来週の月曜日に，一度一緒に病院に相談に行ってみない？
もっと我が家の家計のことを考えてくれない！	お金を使ったらレシートを渡してくれると助かるわ。

⑤自分の感情を言葉にする

　私たちは何事につけても感情が湧いてきます。嬉しい，楽しい，気持ちいい，悲しい，腹が立つ，苦しい，寂しいなどなど。単純な感情から，いろいろな感情が入り混じった非常に複雑な感情までさまざまな感情を私たちは経験しています。特に，ギャンブル問題が日常的にある場合，苦しい感情はできるだけ感じないように無視したり麻痺させたりする心の働きもあり，自分がどんな気持ちになっているのかをきちんと言葉にすることも困難になってしまうということが起きてきます。そうすると表面に出る表情や言動は相手には非常に伝わりにくいものになっていきます。

　自分が今どんな気持ちでいるのかを，できる限りつかんで，

相手に伝えることが，なぜ大事なのか？ 1つは，自分自身のため。たとえば「漠然とした苦しみ」ではなく，今私はこれで苦しんでいるのだと正体がはっきりすればするだけ，対処法を考えやすくなります。もう1つは，相手に伝えやすくなります。すると相手はあなたがどれだけ悲しんでいるのか，喜んでいるのかを知ることになります。

悪い例	良い例
あなたがパチンコでお金を使うものだから生活費がどんどん少なくなってしまって……わたしは必死でやりくりしてるのにあなたは何も考えずにパチンコして，本当に勝手よね。ああ，今月支払いできるかなあ。	お金のことが心配になってしまうのよね。支払いをどうやっていけばいいか，一緒に考えて欲しいんだけど。
昨日お義母さんが来て，またあなたがお金を貸してくれって言いに来たって言われて顔が真っ赤になってしまったわ。わたしの金銭管理がなってない！って叱られたわ。これってわたしのせいなの？	昨日お義母さんから借金のこと聞いたわ。わたしが甘いからだと叱られて，ひどくつらかったわ。
またお小遣い全部使ってしまったの？ お金がいくらでもあると思ったら大間違いよ！	お小遣いの前借りが続いているので，心配だわ。

⑥相談・治療を提案する

さて，相手に支援を申し出る言い方です。具体的には病院に行く，相談に行くなどのことを提案する言い方です。これまでの①～⑤までの言い方を総動員させましょう。例を挙げます。

悪い例	良い例
あなたはギャンブル依存症なんです！いろいろ調べたら全部当てはまってました。病気なんだから，治療が必要なのよ。	あなたの借金の原因はギャンブルにあるとわたしは思うの。一度相談に行ってみない？
今度の借金だって結局パチンコでしょ！　一体いつになったら自分で行動を起こすの？	良い相談先があるって聞いたから，今度一緒に行ってみない？

⑦望ましい行動を強化する

　望ましい行動が見られたときには「そんなことはやって当たり前」「今まで散々迷惑かけられてきたのだから当たり前じゃない」ではなく，その行動を評価して相手に伝えるようにしましょう。心の中でいくら思っていても，口に出して言わなければ相手には伝わりません。それくらい当たり前と思っても，実は本人にとっては行動修正するのはたいへんなことかもしれません。家族が望ましいことを手に入れるためには，望ましい行動が起きたときにはそのままにせず，ていねいに評価して相手に伝えましょう。その積み重ねが回復を支えるのです。いくつか言い方の例を挙げておきます。

　　「相談に行く気になってくれて，うれしい」
　　「相談に行ってくれて，うれしい」
　　「毎日金銭管理を続けてくれて，安心した気持ちで毎日暮らせてうれしい」

⑥ 始めるにあたって

説明を読んだだけですぐに実践できる人はいません。繰り返しの練習が必要です。会話のすべてを修正しようとする必要もありません。まず，必要なときに1つでもできるようになればいいのです。この本のなかに，それぞれの状況に応じた効果的な言い方の例をたくさん提示しています。それを見ながら練習して実践してみてください。

繰り返しになりますが，具体的に家族に心がけてほしいのは次の点です。

- ギャンブルを止めさせようとしない。
- 借金の尻拭いを止める。
- どうしてそうするかを本人に伝える。
- ギャンブル問題の解決のためには協力することを本人に伝える。
- 相談に行くことを本人に勧める。

CRAFT活用の実例

『CRAFTの勉強会で「正の強化」を学んだので，その日の昼食時にさっそく「残業でどんなに遅く帰ってもゴミ出しを毎日してくれている，約束を守ってくれてうれしい」「最近落ち着いている姿を見られてわたしも安心して良い年末になった，ありがとう」と伝えたら，1カ月前にやることを了承してくれたもののそのままになっていた，借金について情報開示するという約束を「あれをやってない」と自ら言いだし，帰宅後，準備して手続きをしてくれました。正の強化のパワーを実感しました』。

→夫がギャンブル問題で借金をしたケースです。本人は相談に行き始め，

ギャンブルを止めるための行動も始めていたのですが，まだやり残していることがありました。この時，今までなら「やると約束したのにどうしてまだやらないのか？」と詰問していたかもしれませんが，夫の望ましい変化を十分評価して伝えてみたところ，妻がそのことに触れなくとも，自分からやりだしたという実例です。CRAFTで学んだことを活用することで，このような例はたくさん生まれています。

　　それではギャンブル問題解決のための処方箋に入りましょう。

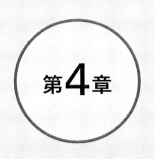

ギャンブル問題解決の処方箋

ギャンブル問題解決に向けて，次の9つの処方箋を用意しました。

> 1. 何が一番の問題かを見定める
> 2. 専門家に相談する
> 3. 本人に相談を勧める
> 4. 借金を100％明らかにする
> 5. 金銭管理を始める
> 6. 今日一日を乗り切る
> 7. 困ったら相談する
> 8. 再発を予防する
> 9. 脳の回復を促進する（本人）

長年にわたってギャンブル問題は見えないところで進行していきます。表面に出てきた問題だけでギャンブル問題の全貌をつかむことはできません。解決するためには問題を正しく理解すること，解決のために必要な効果的な考えと具体的方法を知ること，そしてそれを実行することが必要です。常識的な考えや対応は役には立ちません。

これらのことを9つの処方箋にまとめました。実際対応するときには非常に細かい点まではっきりしておく必要がありますので，かなり詳細な内容になっています。

何が一番の問題かを見定める

1. 今起きている問題の原因を見つける

●借金すること・嘘ばかりつくことが問題なのではない

今,目の前に起きている問題は何でしょう？

- 家族,友人,学業,仕事,趣味に費やしていた時間が減ってきた。
- 帰宅が毎日遅くなった。
- 家庭内の不和が増えた。
- 言葉が乱暴になったり家で荒れるようになった。
- 職場や学校を休むことが多くなった。
- お金が足りないから都合を付けてほしいとよく言うようになった。
- 家の物を勝手に持ち出して売るようになった。
- 借金が見つかった。
- 何度も借金の尻拭いをしてきたが,繰り返される。
- 仕事上のお金を使い込んだ。
- 自殺を口にするようになった。

なぜ,そんなことになったのかをまず考えましょう。本人から事情を聞いて,少しでもギャンブルしている可能性があれば,それが原因ではないかと考えましょう。ギャンブル問題が深刻になるにつれて,上にあげたような現象が見られるようになります。アルコール・薬物問題と違い（これらは酩酊していることが見てわかりますが）,見た目だけでギャンブルしているかどうかはほとんど判断がつきません。ごまかしがききます。ごま

かしきれなくなったときに表面に現われてくるのが上にあげたようなことになります。そのときこそ，問題解決の最大のチャンスです。

ギャンブル問題に必ず伴うのが**借金**と**嘘**です。ほとんどの場合，ギャンブル問題は借金で発覚します。ギャンブルするための資金はまず自分の小遣いから始まり，それで足りなくなると何かと理由をつけてお金を求める，前借りする，自分の持ちものを売る，ほかの家族の金品を黙って持っていく（これを「家庭内窃盗」と呼びます），次は借金，とエスカレートしていきます。

> **教訓** 借金が始まったらギャンブル依存症レベルだとみなしてよい

●根本的な問題（＝ギャンブル問題）に気付くこと

樹木にたとえると，先にあげた表面に出てきたさまざまな困った問題は枝葉です。根っこにはギャンブル問題が隠れています。氷山にもたとえられます。表面に出ているのは借金や嘘で水面下に大きく潜っている部分がギャンブル問題～ギャンブル依存症と言えます。まず，このことに気が付かなければいけません。借金が発覚すると家族は驚いてしまって，その原因をはっきりさせるより「今すぐ借金をなんとかしなければ」と考えがちです。これはアルコールの飲みすぎで内臓を壊してしまったときに，内臓障害の治療だけして飲酒問題を放置することと同じです。本人は「借金さえ片付けば」と思っていますので，借金した理由をできるだけ言わないようにして，「急いで返済しなければ大変なことになる」という言い方をすることが多いです。ここで慌ててはいけません。ギャンブル問題の場合，目の前から困った現実がなくなれば（つまり，借金返済のめどが立てば），自分の問題を直視する姿勢はたちどころに消えてしまいます。

> **教訓** 先に借金を片付けると，本人は絶対に相談・受診しないと考える

● ギャンブル問題かどうかの簡単な見分け方と対策

　ギャンブルに原因があるのではないかという視点で今まで起きてきたことを見直してみましょう。思い当たることがたくさん出てくると思います。借金や嘘の背景にギャンブルがあれば，ギャンブル問題が原因だと見ていいでしょう。

　さて，ここで強調しておかねばならないことがあります。「本人に事実を突き付ければ，正直に言うであろう」と考えるのは早計です。簡単に行動を修正できない依存症のレベルまで問題が進行している場合，家族はまず本人を相談・受診させようと考えがちですが，本人が金銭的に行き詰っていない段階ではいくら本人を説得しても素直に応じることはまずありません。むしろ，本人は認めたがらず，家族との間で衝突が起きてしまいます。これを回避するためにはまず家族だけで専門機関に相談に行くことをお勧めします（相談先の見つけ方は処方箋②に）。

教訓　ギャンブル問題があるとわかったら，まず家族だけでも相談に行く

今わかっている情報を持って，まずは家族が相談に行きましょう。本人が相談・受診するには高いハードルがあることを知ってください。しかし，それをクリアすることは可能です。専門家の目を通して今起きている問題を分析することが重要です。そして，対策を練るのです。家族が相談や治療につながれば本人も解決のルートに乗ったも同然です。

私はギャンブル問題が原因だと理解できたのですが，本人の親族がまったくわかってくれません。むしろ私に原因があると責められます。どうすればいいでしょうか？

A　周囲の人が一致して解決に当たるのが最もよいのですが，質問にあるような状況もありえます。ちっともわかっていない！と相手を責めたところで事態をさらにやっかいなものにするだけです。この時の鉄則は『理解ができた人から相談を始める』です。そこで，本人への対応と同時にその親族の人にどう対応するかを考えていきましょう。対応はケースバイケースで，マニュアル化はできません。あなた自身が孤立しないことが大事です。

●ギャンブル問題の対応は一律だ，と早合点しない

　診断基準からギャンブル依存症だと診断できても，もともと賭け事が好きでそれが発展したのか，発達障害やうつ病などが背景にあるのか，人によってさまざまに考慮すべきことが違います。対応も一律ではなく，回復の仕方も人それぞれです。ある人には合うやり方でも他の人には合わないかもしれません。違いもありますが，共通点もあります。この点を押さえたうえで，ギャンブル依存症の説明を読んでいただきたいと思います。
　発達障害（特にADHD）とギャンブル問題については第5章で説明します。

2. ギャンブル依存症について

(1) ギャンブル依存症は意志の問題ではなく，病気です。

教訓 意志と根性だけでは止まらない

依存症とは「生活上の悪い影響が大きくなっているのにもかかわらず，薬物などの摂取や特定の行動を続ける病」といえます。依存症にはアルコールや依存性薬物による「物質依存」と，ギャンブル依存症を代表とした，単なる気晴らしや遊びの域を飛び越えて自分の意志の力では止められない状態にまで進行していく「行動の依存」があります。どの依存症にも次の6つの共通点が見られます。

①反復性（繰り返す）
②強迫性（もう止めなければと思いながらも止められない）
③衝動性（ついついやってしまう，気が付いたらやっていた）
④貪欲性（とことんやってしまう，財布が空になるまで止められない）
⑤その行動から得られるメリットがある（それをやっていると何もかも忘れられる）
⑥有害性（借金する，家庭が壊れるなど）

ギャンブル依存症が薬物依存症と同様に，脳に機能変化をきたすことが明白になったのは2000年代に入ってからです。運動を円滑に行うために必要なドーパミン（神経伝達物質の一つ）が不足することで発症するパーキンソン病の治療として，ドーパミン補充療法を受けた患者の中から，突然ギャンブルを始め，それが止まらなくなる人が出てきたという報告が次々に発表されました。その薬を止めるとギャンブル行為が止まりました。ドーパミンを含む脳の機能異常とギャンブルが止められない行

動が密接に関係していることが明白になりました。ギャンブル依存症者の脳はギャンブルに関連した刺激に対しては過剰に反応しますが、ギャンブルに関係のない刺激にはあまり反応しなくなります。ギャンブル以外のことへの脳の反応が減っていく反面、ギャンブルへの反応は高まっていくため、よりギャンブルから抜け出しにくいと考えられます。この現象は物質依存症者の場合の、薬物とそれ以外の刺激に対する反応に類似しています。研究の結果、繰り返されるギャンブル行為によって、脳に変化が起きていることもわかってきました。

　大まかに説明すると、

　　①衝動の発生源である大脳辺縁系の過剰な反応（暴走）と
　　②本来、大脳辺縁系の暴走にブレーキをかける働きをする
　　　前頭葉の機能低下が起きている。

ということになります。
　暴走が始まるとブレーキがきかず止められません。ギャンブ

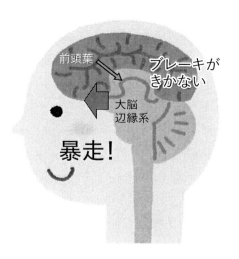

ル問題解決のために必要になるのは，①衝動を弱める〜衝動が出ないようにすることと，②前頭葉のブレーキ機能を回復することになります。大脳辺縁系の暴走が激しい時期には「意志や根性は」ブレーキにはなりません。

(2) ギャンブル依存症の診断基準

DSM-5では「ギャンブル障害」という呼び方になっていますが，この本ではギャンブル依存症という言い方に統一しています。次は診断基準です。

1. 熱中する	ギャンブルのことばかり考えている（例 過去のギャンブルを思い出したり，次にギャンブルするときのことを考えて予測したり計画したり，ギャンブルをするためのお金をどうやって得るかということばかり考えている）
2. 掛け金が増える	望んでいた期待感・高揚感を得るためにだんだんギャンブルにつぎ込むお金の額が増える
3. イライラする	ギャンブルに行くのを止めようとしたり，行く回数を減らそうとすると落ち着かなくイライラする
4. 現実逃避する	現実に直面している問題について考えようとせず，ギャンブルをする。あるいは問題から逃げるため，問題から起きるさまざまな不快な気持ちやストレスを解消するためにギャンブルをする
5. 負けを追いかける	ギャンブルで損をした後，その負けを取り戻そうとまたギャンブルをする
6. 嘘をつく	ギャンブルをやり続けるためであったり，ギャンブルをどれくらいしているか，ギャンブルによって生じた借金を含めた諸問題を隠すために嘘をつく
7. 止められない	ギャンブルをなんとか止めよう，あるいは減らそうと努力するが，うまくいかない
8. 犯罪を犯す	ギャンブルをする金やギャンブルで作った借金を返済するために偽造，詐欺，窃盗，横領などの犯罪を犯す

9. 生活を破壊する	ギャンブルのために大切な人間関係，仕事，教育を受ける機会などを失いそうになる，あるいは失う
10. 借金する	ギャンブルによって破滅的になった経済状況を借金によって一時的に対処しようとする

　この10項目のうちいくつ当てはまるかという基準を用いて診断していきます。下の表が判断の仕方です。
　ギャンブルが原因で借金がある場合は，それだけで最低1，2，5，6，10は当てはまることになります。ギャンブルで借金が始まったらすでに深刻な段階に入っているとみなければなりません。また，健全なレベルのギャンブルを1年間の損失1万円と設定しています。これを基準にして損失額を評価すべきで，「他の人はもっと損している」というのは何の根拠もない単なる言い逃れにすぎません。

ギャンブル問題なし	ギャンブルをしたことがない
リスクは低いA	ギャンブルをしたことはあるが，1年のうちに1万円以上の損失を出したことがない
リスクは低いB	1年のうちに1万円以上の損失を出したことがあるが，上記の基準項目には当てはまるものがない
以下は1年のうち1万円以上の損失を出し，さらに以下の項目に当てはまるもの	
危険な段階	上記基準を1〜2項目満たす
問題のある段階	上記基準を3〜4項目満たす
ギャンブル依存症	上記基準を5項目以上満たす

(3) ギャンブル依存症の症状について

●借金と嘘

　ギャンブル依存症の二大症状は「借金」と「嘘」です。借金が始まったときはすでにギャンブル依存症の段階に入っているといっていいでしょう。最初は自分の小遣いの範囲から始まります。ギャンブルは基本的には負ける仕組みになっているので、ときどき勝つことはあっても、最後は必ず持ち金が尽きることになります。小遣いだけで足りなくなると、生活費を使う→貯金を切り崩す→持っている金目の物を売る→家族の物を売る→家族の金に手を出す、とエスカレートしていき、その後はたいていサラ金に行きつくことになります。サラ金もはじめは1社だけだったのが、返済ができなくなると2社、3社と増えていき、やがて別のサラ金から借金をして返済するという、悪循環に陥っていきます。

　そうなると、家族に嘘をついて金を出させる→会社の金に手を出す→窃盗をはたらくなどの手段に発展していきかねません。

●思考の歪み

　また、ギャンブル依存症では、次に列挙するような思考の歪み（妄想といってもよいかと思います）が現れてきます。

- ✓　ギャンブルはお金を稼ぐ手っ取り早い方法である。
- ✓　ギャンブルは健全なレクリエーションである。
- ✓　自分のギャンブルはコントロールできている。
- ✓　止める必要はない、控えればいい。
- ✓　負けは勝って取り戻せる。
- ✓　自分の問題はお金（借金問題）だけだ。
- ✓　どうせあとで返せる。
- ✓　多額のお金を賭けるほど、勝つチャンスも大きくなる。
- ✓　事態が悪化すれば、誰かが尻拭いをしてくれる。
- ✓　借金を返すためにギャンブルをしているのであって、

借金がなければする必要がない。

このような思考の歪みの結果，ギャンブル依存の二大症状といわれる「嘘やごまかし」と「借金」が常態になっていきます。

● その他の深刻な問題

当初は気分転換として有益に感じられていたのに，次第に家族，友人，学業，仕事，趣味などに費やされるべき時間が失われるようになり，家庭内不和，DV（精神的，身体的，経済的），ネグレクト，職場などでの信頼失墜，民事問題（債務問題など），刑事問題（横領，詐欺，窃盗など）そして自殺まで引き起こしかねない事態になっていきます。ギャンブル依存症者の金策の延長線上には，横領，ひったくり，万引き，強盗といった犯罪行為がみられます。ギャンブル依存症者の約60％に，500万円以上の借金があるという報告もあります。

自殺との関連では，一般に比べると1年以内の自殺企図は約10倍，生涯の自殺企図は約40倍にもなります。

ギャンブルはやっていてもごまかしがきくことから，巧妙な嘘がギャンブル依存症者の常套手段になっていきます。ごまかしきれずに問題が発覚したときが回復の最大のチャンスなのですが，周囲の人にギャンブル依存症の正しい知識がないと，対応を間違えて絶好の機会を逃してしまいます。常識的な判断では間違った対応になってしまいます。専門的な知識と対応が必要です。

● ギャンブルとお金の関係

教訓 ギャンブルは金銭感覚を歪ませる

ギャンブルを続けているうちに，金銭感覚は完全に歪んでしまいます。ギャンブルに使うお札は紙切れ同然になり，惜しげ

もなく使いますが、他のことで使うお金や家族が使うお金はもったいなくて、いちいちケチをつけるというようなことがよく見られます。

　ギャンブル資金を得るために、あるいは借金返済の金を得るためにさまざまな嘘やごまかしを駆使します。自分で使えるお金が無くなれば家庭内にある現金や換金できるものに手を出すようになります。貴金属やCDなど換金できそうなものなら何でも換金してしまいます。

　この時はすでにギャンブル脳に支配されていますので、家族のお金や貴金属などはギャンブル資金にしか見えません。子どもにとって大切な教育資金にまで手を出すこともよくあります。常識的に考えれば「そこまで堕落したのか」と見えるかもしれません。人が変わってしまったのかと思うかもしれません。しかし、そうではありません。これらはギャンブル脳に支配された典型的な行動です。

　そして、家族からお金を引き出す効果的なやり方を見出す「プロ」になっていきます。その最も効果的な方法として使われるのが次の3つです。

- ✓ お金を用意してくれないのなら家を出ていく。
- ✓ お金が用意できなければ強盗するしかない。
- ✓ お金がなんともならなかったら自殺する。

　家族にすればこのどれもやって欲しくないことです。しかし、「犯罪を犯すよりも借金を尻拭いする方がマシだ」とお金を出せば、間違いなく一生これは続きます。これらの対応策には処方箋③（p.67〜70）で説明してあります。

教訓 わずかな借金からギャンブル依存症が再発する

　作った借金の金額のさばを読まないことが止めるための絶対

条件です。わずかな借金でも残しておけば、そこから必ずギャンブルが再開します。ギャンブルをやりたくなったり、実際にやってしまったら正直に告白することを実行しなければなりません。嘘をつくと、そこからまた崩れていくからです。

● 罰・反省・後悔では解決しない

　家族は多重債務に陥ったギャンブラーにギャンブルを止めるように説得したり、説教したり、「もう止めてちょうだい」と泣いて頼んだり、「もし止めないなら縁を切る」と脅したりして、なんとかギャンブルを止めさせようとします。借金まみれになったギャンブラーは、家族の前では「二度とギャンブルには手を出さない」と涙ながらに誓いますが、その約束だけではまた元に戻ってしまいます。そして、借金と嘘は繰り返されます。

　　「本人の意志が弱いだけだ」
　　「本人に止める気があれば止められるに決まっている」
　　「家族がどれだけ苦しんでいるかわかったら、ギャンブル
　　　を止めるだろう」
　　「この人、ほんとは世話好きでいい人なの、暇があるから
　　　パチンコに行ってしまうだけ」

　こうした家族の声もよく聞かれます。しかし、このような考え方ではまったく解決の糸口すら見出せないのが現実です。破滅するかもしれないとわかっていながら、なぜギャンブルを止められないのでしょうか？　家族を大事に思っていないから、ギャンブルを続けるのでしょうか？　自分勝手でわがままな人間だからでしょうか？　親の育て方が悪かったからなのでしょうか？　そうではありません。

　　『ギャンブルという行為は人を依存状態に陥らせるもので
　　　あること』

『依存状態になると正常な状況判断ができなくなること』

この2点を理解してください。

罰を与えたり，後悔や反省させたりという方法ではなく，これまでとは違った考え方と方法で対応すれば解決に近づきます。

3. 問題解決に当たるときに不可欠な心構え

●覚悟を決める

これまでの対応を繰り返しても一定期間ごとに必ず同じ問題がこれまで以上の深刻さで訪れます。それに終止符を打つためには借金の尻拭いはしないという本人にとって最も厳しい対応を実行することが必要です。家族が態度をはっきりさせたからと言って本人がそれに納得するとは限りません。さまざまな方法でお金を引き出すことを考えるでしょう。あるいは家族からは無理なので，窃盗を含む違法行為によってお金を手にすることを考えるかもしれません。やってほしくないのはもちろんですが，かといってお金を出せば事態は変わりません。「望んでいないことは起きてほしくないが，かりにそうなっても問題解決のために最大限努力するしかない」と覚悟を決めることが必要です。そんな覚悟を要するほどギャンブル依存症は深刻な病気です。同時に，そうならないために最大限の努力をしていくしかありません。その方法を処方箋①～⑨で提案しています。

●適切に対処すれば必ずなんとかなる

この考え方も大事です。不安や心配の度が過ぎると状況が冷静に見られなくなります。なんにしても，今できる最大限のことをやっていくしかありません。

●相談先を決めたら，ぶれずにやっていく

　物事は教科書的に予定した通りには進んではくれません。予期しないことに出くわしたり，どう考えればいいのか困ってしまうことが出てきます。そこで大事なのは相談先としっかり連携することです。どんなに小さいと思えることでも（実はそれが大事な問題であることも多いのです）迷ったら相談することをお勧めします。「こんなことで相談するのは……」と考えるのは止めましょう。相談してみて取りこし苦労だったとわかることの方がいいのだと考えましょう。

●「相談に行ったが，助言がどうも納得いかない，合わない気がする」という感覚を大事にする

　この感覚を軽視しないでください。この感覚には2通りあります。1つはまだ自分が充分問題を理解してなくて違和感を覚えてしまうという場合と，もう1つは適切な（まっとうな）違和感です。「せっかくたどり着いた相談先だから」と，言われたことを鵜呑みにする必要はありません。自分の感覚を大事にしましょう。どうしても納得いかない場合は，セカンドオピニオンを求めましょう。ギャンブル問題の解決に不可欠なことは，この問題に気付くことと，適切な助言とサポートです。適切な相談先であるのは重要な要素です。

　「〜しなければ回復しない」という断定的な助言には気を付けてください。むしろ，「回復のために使えることはなんでも使いましょう」という柔軟性のある考えで問題に向きあいましょう。

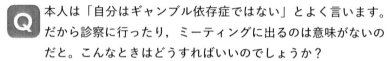

本人は「自分はギャンブル依存症ではない」とよく言います。だから診察に行ったり，ミーティングに出るのは意味がないのだと。こんなときはどうすればいいのでしょうか？

依存症かどうかを争わないようにしましょう。無理やり認めさせる必要はありませんし，無理やり認めさせることはできません。今，依存症を認めるかどうかは問題ではないと考えてくだ

さい。現実に起きている問題に焦点を当てましょう。それは否定しようがありません。その問題の原因にギャンブルがあるということも事実で，だからギャンブルの行動を修正しよう，そのためには専門的な意見を取り入れようという進め方でいいと思います。客観的にみて依存症だと判断できる状態であるからといって「あなたは依存症だから，治療が必要だ」という正論はかえって相手をかたくなにさせてしまいます。

ミニコラム《ギャンブラーたちの不思議な生態》について

　ギャンブル問題の相談の中でたくさんの実体験を聞いてきました。その体験談はギャンブラーたちにとっては「そうだよ」「わかるわ〜」と膝を叩いて大いにうなずける内容なのですが，ギャンブルをしない家族にとってはまったく理解できない不思議な世界でした。ギャンブル問題解決の各処方箋の末尾に，この不思議な生態を一つずつ紹介したいと思います。

ギャンブラーの不思議な生態 ①

『反省の賞味期限』

　ギャンブラーに反省が訪れるのはどんな時でしょうか。
　有り金を全部ギャンブルで使い果たしたとき。この時の反省には「あそこでパチンコ台を移っていなければ，今頃大当たりが来てたかもしれん」という悔しい反省から，「もう二度とパチンコはしないぞ」というギャンブルを止める反省までさまざまです。夜寝る時にもこの反省が頭を占めています。問題は翌朝です。朝になるとこの反省はどこかに行ってしまい，「今日は勝てる気がする」いう不思議な現象が起きています。反省は長続きしません。
　借金まみれになりさんざんあがいた揚句，返済のアテがまったくなくなり，「首が回らなくなった」状態の反省はおそらく強度マックスでしょう。家族に打ち明け，実家の親に頭を下げ，二度とギャンブルには手を出しませんと誓約書も書き（血判状の場合だってあります），畳に頭をすりつけ，涙を流して借金の手助けをお願いします。ギャンブル脳が怪物であることを知らない家族はこの時のギャンブラーの反省の姿に騙されてしまいます。見せかけの反省の場合だってありますが，借金でがけっぷちに立っている時の反省は本物です。二度とやらないという決意も本物です。しかし，この反省が長続きしないのです。
　窮地にギャンブル脳は一度は引っ込みます。しかし，ジャングルの茂みで油断した獲物を待つライオンのように，次のチャンスを虎視眈々と狙っています。あれだけ苦しい思いをしても，しばらく経つと「ちょっとだけならいけるかも」「今持ってる金だけパチンコに使って，なくなったらもうやらないでおけば大丈夫」などという気持ちにさせるのがギャンブル脳です。

専門家に相談する

1. どこに相談するかで今後が決まる

　精神科であればどこでもよいというわけではありません。ギャンブル依存症の専門医療機関でなければ解決にはつながりません。現在の精神科医療の現実を知っていただく必要があります。ギャンブル依存症を診断でき，回復の過程を数年間以上見続けている経験を持つ精神科医はおそらく各都道府県に１人いるかいないかでしょう。今まで相談に行った精神科ではこんなことを言われてきました，という打ち明け話がたくさんあります。それらはすべて驚くべき内容でした。

> 「これは君の意志の問題だから，行かないと決めればいいのだ」
> 「パチンコ店に入らなければすむことだ」
> 「もっと意志を強く持ちなさい（と叱る）」
> 「お薬を処方しておきましょう」（たいていは抗うつ薬を処方されます。抗うつ薬にギャンブルの衝動を抑える効果は残念ながらありません）
> 「ギャンブル依存症は治りません」（治療を期待して受診した病院でこう言われ，治療意欲がなくなり自暴自棄になった，という経験談を聞きます。これは非常に乱暴な，反治療的な言い方です）
> 「彼女と一緒に行って，一緒に負けてきなさい。それで反省したらもうやらないでしょう」

これらの助言はすべて間違っています。ギャンブル依存症のことをまったく理解していないとしか考えられません。

ギャンブル依存症は回復する病気です。どうすれば回復するのかを正しく助言してくれる場所を見つけることがなによりも大事です。残念ながらギャンブル問題を診てくれる専門医療機関は極めて限られています。地域によっては県内に1カ所もないということもあります。その場合は県外であっても以下（p.63）に説明した条件を満たす医療機関を探して相談に行くことをぜひお勧めします。

筆者が勧める相談先
自助グループと連携している医療機関を探しましょう

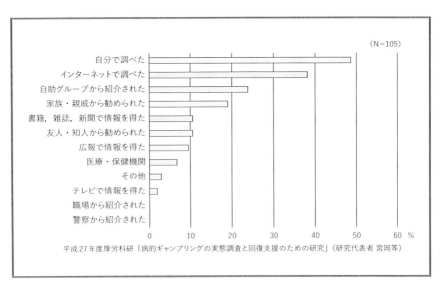

相談機関につながったきっかけ

ギャンブル問題に対応できる専門機関は極めて少ないです。大学病院なら専門分野を網羅しているので大丈夫だろうと思われる方が多いかもしれませんが、ギャンブル問題だけでなく依存症を専門に診ている医師は残念ながら大学病院ではほとんど見つかりません。

　先のグラフは「ギャンブル障害を持つ者の家族への支援に関する研究」（平成28年3月）で出されたデータです。相談機関は各都道府県にある精神保健福祉センターや保健所に問い合わせるのが最も妥当で、有用な情報が得られるのではないかと思われますが、実際には全体の6.7%でしかありません。むしろ、インターネットで調べるか、自助グループで紹介してもらうかが非常に多いという結果になっています。

　次は最初に相談に行った先と、その対応についてのデータを紹介します。

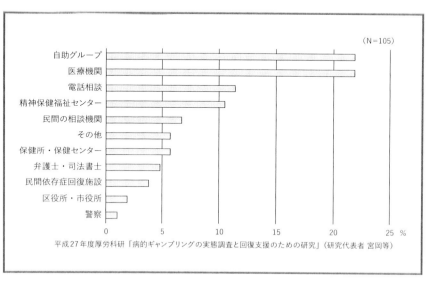

最初に用いた相談機関

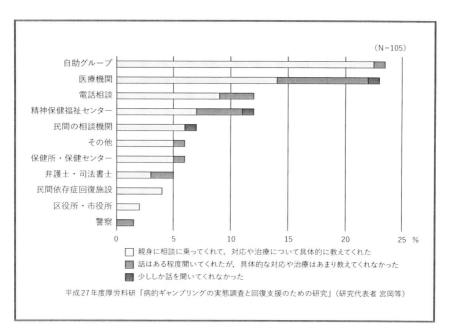

最初に用いた相談機関の対応

　　最初に用いた相談機関の対応では，利用率が突出して高いのが自助グループと医療機関ですが，自助グループでは利用者の95％以上が「親身に相談に乗ってくれて，対応や治療について具体的に教えてくれた」と回答していますが，医療機関ではこうした理想的な対応をしてくれたのは6割程度でした。
　　利用した相談機関の割合とその期間の有用性の調査では次のような結果になっています。

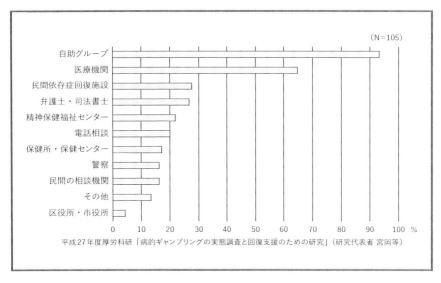

これまで用いた相談機関

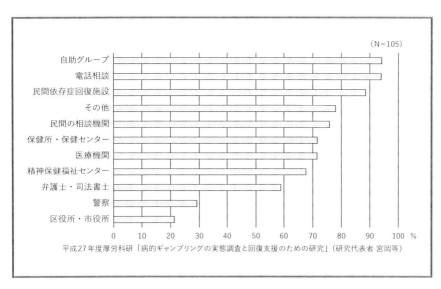

これまで用いた相談機関の有用性
(有用性について「役立つ」「少し役立つ」の割合)

2. 相談先を見つける

　これらのことを総合して，筆者が勧める相談機関の見つけ方はこれです。

地域のGAと精神保健福祉センターから情報を得る

○地域の自助グループ（GA）を探しましょう。
　➜GA（ギャンブラーズ・アノニマス）の探し方
　　＊巻末に全国各地で開催されているミーティング会場の一覧を載せました。

○精神保健福祉センターに問い合わせましょう。
　➜地域の情報を最も持っている公的機関です。大いに活用しましょう。
　　＊巻末に一覧を載せました。問い合わせてリサーチした内容も加えてありますので活用してください。

3. 相談先が見つかったら問い合わせる

　具体的な相談先の候補が見つかったら相談に行く前に必ず聞いておくべきことがあります。適切な相談先を見つけるための重要ポイントです。

①家族だけで相談に行ってもよいか，聞く

　「本人を連れてこないと相談には乗れない」というような相談・医療機関はギャンブル問題について適切な援助が提供できないところだと判断していいでしょう。「家族だけで大丈夫ですから相談に来てください」と答えるところを選んでください。

もちろん，最終的には本人も一緒に相談に行くことが必要なのですが，本人が受診を拒んでいる場合はまず家族だけでも相談に行くことで問題解決に動き始めることができます。ギャンブル依存症などの家族援助のための勉強会や家族教室を開いているところであればさらに良いでしょう。

②ギャンブル依存症の専門医（あるいは専門家）はいるか，聞く

以下の点を質問してください。

- これまでの相談件数
- 年間の相談件数
- 回復者の数
- 治療方針

どうしてそんなことを聞かれなければならないのか，などというような対応があればそこは役に立たない場所だと判断してください。これは相談先を決めるためには欠かせない情報ですので，必ず聞いてください。相手が病院や医師だと聞きにくいという方が多いかもしれませんが，お金を支払って援助を受けるのは自分なのです。むしろ援助を提供する側が実績を公表すべきです。

- 地域のGAと連携しているか？

GA（ギャンブラーズ・アノニマス；ギャンブル依存症の自助グループ）のことを知らない医療機関は論外ですので相談先にはなりません。GAと連携していない医療機関もギャンブル依存症の最も重要な回復手段を提供できないということですので，相談先からは除外していいでしょう。

ギャンブラーの不思議な生態 ②

『ギャンブルスーツ』

　家庭を持つギャンブラーにとってはギャンブルをしていることをいかに上手に隠すかが死活問題です。パチンコの場合,「勝つため」には十分な時間が必要です。その時間を確保するためにさまざまな嘘が考案されます。次に問題なのがタバコの臭いです。パチンコ店はタバコの臭いで充満しています。喫煙習慣のないギャンブラーの服や髪の毛にこの臭いが吸着します。「ニオイでバレる」というやつです。ギャンブルの問題で苦労している家族はウソを見抜くために五感をフルに稼働させていますから,「タバコの臭い＝パチンコしてきた」という方程式が出来上がっています。そこで,バレる危険を回避するためにギャンブラーが編み出すごまかしの妙案が『ギャンブルスーツ』です。

　スーツと言っても背広ではありません。安売りのジャージです。なにしろお金はパチンコ資金にしなければいけませんので,ほかで贅沢はできません。仕事が終わり,自宅には「今日も残業だ〜」と嘘の連絡を入れ,なじみのパチンコ店の駐車場に急いで車を乗りつけます。トランクからパチンコ専用のジャージを取り出し,気を急くようにして着替えます。なぜ,ジャージかって？　1分でも1秒でも早くパチンコ台の前にすわらなければなりませんので,ボタンがついているものは手間がかかります。ジャージ姿のギャンブラーの登場です。

　パチンコを終えて店を出て,車の中でジャージを脱ぎ,着替えます。次に向かうのが行きつけの銭湯です。早く帰宅しなければ疑念を抱かれます。ゆっくり湯船につかるなどということは論外,一目散に洗い場に行きシャワーで頭を洗います。ものの数分で出てきて,帰宅します。開口一番,「ああ疲れた,風呂」と言って,2回目の風呂に入ります。

　パチンコで大負けした日の帰りは後悔の嵐です。「もう二度とパチンコはしないぞ」と固く固く決心し,その証に帰宅途中のゴミ箱に（あるいは川の流れに）愛用のギャンブルスーツを荒々しく投げ捨てるのです。ところが,翌朝にはまたムクムクと「今日は勝てる日だ」という妙な予感がわきおこり,何代目かのギャンブルスーツ（ジャージ）を買いに走ります。これがパチンコにハマったギャンブラーの一生態なのです。

本人に相談を勧める

1. 本人をどうやって相談につなげるか?

●本人が困っているときしかチャンスはない

本人が相談や治療を受けいれるのは、そうすれば今苦しんでいる借金問題がなんとかなるかもしれないと思うか、本当にギャンブル問題をなんとかしたい〜しなくてはならないという気持ちになっているときでしょう。どちらにしても借金が発覚したり、なにか問題が表面化したときに限られてきます。その時がチャンスです。

●鉄則；借金問題の対処の前に相談に行くことを本人に提案する

うまく相談につなげられないケースの大半は、問題が発覚したときに真っ先に専門機関に相談に行くということをしていません。先に借金問題の方に手を付けてしまっています。あとで相談に行くと約束したとしても、ほとんどの場合は反故にされてしまいます。「鉄は熱いうちに打て」「のど元過ぎれば熱さ忘れる」のことわざのとおりです。借金返済のことについては処方箋⑤に書いてありますので、そちらをお読みください。

本人が困って打ち明けてきたときはこのように対応することをお勧めします。

CRAFTを活用した対応法

望ましい言い方
・どうしてそこまでお金に困る状態になったのか教えてほしい ・こんな大変な問題，わたしだけでは考えきれないわ。まず，相談に行きたい ・借金のことは言ってくれてよかったけど，ショックだわ ・借金のことは大事だけれど，そのことも含めて専門家に相談に行きたいの ・まず，専門家に相談しに行きましょう

2. 本人が相談に行くことを拒否した場合はどうしたらいいか？

●家族だけが相談を始めてください

相談先で具体的な状況を話し合って，今の段階でできることを実行していきます。本人が相談や受診を受けいれるのは自分ではどうしようもなくなったときですので，その時が早く訪れるように準備しましょう。今できることが2つあります。

●早く相談につながりやすい条件や環境を作る

早く相談につながるためにはギャンブル資金が早く底をつくことです。そのためにはどんな理由があってもお金を出さないことが大事です。本人のことを心配している周囲の人が一致してこれを実行することです。ギャンブル資金を供給しない環境こそが早い段階で本人がSOSを出す条件です。

●少しでも早い段階で本人がSOSを出せるように準備する

この点は極めて重要です。ぜひ実行してください。

普段から厳しく叱責したり説教したり苦言を呈し続けていると，本人が今まで以上に孤立して，SOSが必要なときに言えなくなってしまいます。かえって本人を追い詰める結果になりかねません。何があっても借金の尻拭いをしないという姿勢は崩

さず（ここも非常に大事なポイントです），治療や回復の手助けには協力するという意志を相手にしっかり伝えましょう。

CRAFTを活用した対応法

お金を出してほしいと言われたときの言い方
「本当に困っているようだけれど，もうお金を貸したり立替えたりすることはできないの。それがかえってあなたのためにならないということがはっきりしたの」
その時に必ず付け加える一言
「お金の手助けはできないけれど，あなたのギャンブルの問題を解決するためなら協力は惜しまないから，必要なときは言って欲しい」

3．本人の揺さぶりにどう対応するか

　ギャンブル資金が底をついてしまったり，借金返済に困り果てたときに本人が家族にお金を出させるために論じる最後の手段が次の4つになります。

- 暴力的になる。
- ふさぎこんで引きこもる。
- 自殺をほのめかす。
- 犯罪をほのめかす。

　家族にとって最も起きてほしくないことを口にされると，どうしてもそれを回避するためにお金を用意してしまいがちです。「犯罪を起こして警察に捕まるよりはお金を渡した方がましだ」と考えて，二度とギャンブルしないという約束を取り付けてお金を出してしまう，ということが起きます。しかし，残念ながらその約束が守られることはありません。家族からお金を引き

出す手段がさらに執拗に，巧妙になっていくだけです。この揺さぶりに対しては覚悟が必要になります。厳しい局面ですが，ここで屈してお金を渡せばその先ずっと繰り返されることになります。必ず相談先と連携をとりながら対応してください。

　望ましい対応の仕方を提案します。

● 暴力的になる。
→ ここはためらわず，110番しましょう。警察を呼べば後でもっと大変なことになるという恐れで躊躇してしまいがちですが，この場面は「暴力を受けない，暴力から逃れる」ことを最優先にしなければいけません。ためらわずに避難できる所に逃げることも考えましょう。自分たちだけに問題をとどめておいては解決の糸口はなかなかつかめません。むしろ，大ごとにして問題を明らかにしたほうが解決の糸口が生まれます。

● ふさぎこんで引きこもる。
→「お金を都合しなければ仕事に行かない，仕事に行かないと給料が入らない，それが困るなら今お金を用意してくれ」と言うケースもあります。
　ここは動揺せず，先に動かず，経過を見ましょう。この時も次のように伝えておくのは大切です。

CRAFTを活用した対応法

望ましい言い方
・どうしてそんなふうになっているのか，話してほしい
・申し訳ないのだけれど，お金はもう用意できないの。今困っていることを専門家に相談に一緒に行かない？

- 自殺をほのめかす，犯罪をほのめかす。
  - ➡最も家族としてはしてほしくない行動です。単なる脅しだと100%言い切れないところもありますが，ここが正念場です。

CRAFTを活用した対応

望ましい言い方
・どうしてそんな気持ちになるのか，話してくれない？ ・あなたにそんなことをしてほしくはないの。あなたはわたしにとって大切な人なのよ ・だからといって，お金を用意するのはできないのよ ・わたしは専門家に相談してほしいと思っているの ・取り返しのつかないことが起きる前に，専門家に相談しに行きましょう

- 覚悟を決める必要性

　お金の都合をつけている限りは本人のギャンブルは止まりません。そのためにはお金を出さないという選択をするしかありません。しかし犯罪や自殺はしてほしくはありません。どの家族もそういう気持ちだと思います。ここで家族は厳しい心構えが求められます。起きてほしくはないが，最悪の局面を覚悟しなければお金を出さないでいることは難しいものです。お金を用意すること以外でやれることをすべてやるしかありません。考えてみてください。本人の行動をなにもかもコントロールすることはできません。本人のギャンブル問題を解決するためには家族は覚悟を決めて，お金の手助けをしないことを実行するしかありません。

● しかし

　覚悟が決まらなければお金を渡すのもいいと私は考えています。決してそれを勧めるわけではありませんし，踏ん張れることができればいいのですが，家族にそこまで覚悟を決めろと求めるのも酷だと思っています。それが正しいからと家族に苦渋の決断を迫るのは間違っています。かといって，本人の揺さぶりに負けてしまえば，この先また繰り返されることになるのも現実です。ギャンブル問題の最も厳しい局面です。家族が踏ん張れるような援助の体制やサポート体制をどう作るかということが大切で，家族と援助者が相談し，最善の策を練っていくしかないと私は考えます。

> ギャンブラーの不思議な生態 ③

『どうして食事が喉を通るの？』

　長い間妻に嘘をついてパチンコを続けてきたのですが，サラ金のカードを妻に見つけられ，離婚するか全部白状するかを迫られました。とうとうこれまで隠れてやってきたことが明るみに出たのです。妻は驚愕しました。これまで残業だと嘘をついてパチンコに行っていた，あのときの出張もデタラメだった，同僚の親が亡くなったからと持って行った香典はパチンコ代に消えていた，次から次に嘘が暴かれます。妻には長年一緒に暮らしていた相手がエイリアンのように見えました。将来のための貯蓄も本人を信用してチェックしたこともありませんでしたが，まさかと思って通帳を見ると単純に計算しても数千万円は貯まっているはずなのに，残高はほとんどありません。その上，借金です。

　その日から妻は夜も眠れません。これからどう暮らしていけばいいのだろう？　もうあの人の言うことはまったく信用できない，何を信じればいいのだろう？　こんなこと一体誰に相談すればいいのだろう？　子どもたちに何と説明すればいいのだろう？　学資も底をついているのに……頭の中は不安や絶望でいっぱいです。

　それでも夜は明け，朝が来ます。食事の用意もしなければなりません。用意したところで食欲もありません。ところが，当の張本人はというと，何事もなかったかのようにパクパクと食べているではありませんか。思わず妻は言いました。「どうしてこんな時に食事が喉を通るの？」。ギャンブラーはきょとんとしています。それとこれは別のことだとでも言っているような顔つきでした。

借金を100%明らかにする

1. お金の動きを解明する

　ギャンブル問題の大半が借金の発覚で見つかります。この時に慌てず，できるだけ冷静に現状とこれまでの経緯を可能な限り明らかにしましょう。ポイントがいくつかあります。

● 本人の言い分を鵜呑みにしない
● 信用するのは確実な証拠があるものだけ
　言うだけならいくらでも嘘・ごまかしがききます。ですので，本人の言い分は客観的に証明するものがあることだけを事実だと見なしてください。借用書（これも偽造できますので，必ず貸したという人物と連絡を取るなどの対応をしてください），督促状など借金を証明するものを出してもらいましょう。それがなければ対応しないと決めて，そのことを本人にも伝えましょう。本人に家族をごまかせると思わせたら問題解決は始まりません。借金などの問題で困っているのは本人で，家族ではありません。

● 借金について解明する
　今，いくらあるのか，どこから借金したものか，いつから借金が始まったかについて聞き出しましょう。

● どうして借金することになったのかの原因をつかむ
　本人にこの点を聞かずに「借金がある→今すぐなんとかしないとどうなるかわからない」と考え，すぐに返済に手を付ける

のが一番まずいやり方です。相談に来た家族のほぼ100％が一度ならず何度か借金返済の尻拭いをしています。それほど対応は難しいのです。冷静であれば当然するはずの質問が抜けてしまうのです。なぜ借金が必要だったのか，その原因がギャンブルであるかどうかを解明しましょう。

● ストレスがあった，息抜きが欲しかったなどの本人の心理面の言い分は後回しにする

　ギャンブルで借金をしたが，その原因は仕事でストレスがたまっていて他に解消する方法がなかったとか，夫婦生活がうまくいかず（たいていは伴侶の冷たさなどを理由にあげます）家に帰りたくなかったなどとギャンブルする理由を言うことがあります。たいていは自分の行動を正当化するために語られるのですが，その問題は先送りにしておくことを勧めます。まずは借金と明らかになったギャンブル問題に焦点を当てて，視点がぶれないようにしましょう。対応を進めるうちに単なる正当化であったのか，深刻な問題が隠れているのかがはっきりしてきます。

● 淡々とお金の流れだけに焦点を当てて本人に尋ねる

2．100％借金を明らかにする

● ここが今後ギャンブルが止まるかどうかの分かれ道

　借金が止まり，ギャンブルが止まり，解決に向かって進み始めることができるかどうかはこの一点にかかっています。本人が今ある借金を洗いざらいすべて打ち明けることができれば，その時点から嘘やごまかしを停止することができます。数百万円の借金があり，そのうちの数万円の借金を明らかにせず残しておくという現象がよく見られます。借金返済だけのことなら大きな影響はないかもしれませんが，この残した少額の借金が

あるために嘘が続き，ギャンブル再開の火種になります。その意味では額は小さくともギャンブル問題の解決を左右する極めて大きな問題です。

なぜ大きな額の借金は白状するのに少額の借金を言わずにおくのかについて，さまざまな理由が考えられますが，「これくらいなら自分がバイトして（あるいは給料の中から）返済できると思った」とか「これ以上借金があると言うともっと家族が悲しむのではないか」という理由が大きいかもしれません。本気でギャンブルを止めようという決心に至っていない場合であれば，なんとかまたギャンブルができるように資金の可能性を残しておくということももちろんありえます。そういった例はたくさんあります。

ここで大事なのは「退路を断つ」という考え方です。ギャンブルの衝動を起こさない最も効果的な方法はギャンブルできる可能性を断つことです。諦めがつけば衝動は起きにくいものです。ですから，家族は「これくらいは大丈夫だろう」と思ってはいけないのです。膿を全部出し切るつもりで借金を全部解明していきましょう。

● **家族でここまでやれればベストだが，相談時までこの課題を残しても良い**

とは言っても，100％借金を白状したかどうかは本人しかわかりません。その意味では限界があります。本人がそうしようという気にならない限り100％には到達しません。本人を厳しく叱責したり圧力をかけても，ごまかそうという気がある人には効果がありません。家族同様，本人にもこのことの重要性を理解してもらい，100％白状してもらえるようにアプローチするしかありません。相談や受診につながったときに，このことをテーマにして回復のスタートを切ればいいかと思います。

● 相談ではここが最重要ポイントとなる

　いくらギャンブルを止めるための方法を説明して本人に勧めても，100%借金を明らかにすることを抜きにして回復は始まりません。

● あとでまだ借金が残っていたとわかったときの対応

　ギャンブルで借金を作り，嘘が日常の習慣になっていた本人が急に正直に自己開示できるわけではありません。回復の過程で正直であることを身に付けていく必要があります。最初はまだ嘘が残っていたとしても必ず途中で発覚します。家族はそのことを想定しておきましょう。一筋縄ではいかない病気です。ごまかしていたことがわかったときに責めたりなじったりせずに，「見つかってよかった。ここから本格的に回復を始められる」と考えてください。簡単ではありませんが，同じ努力するならうまくいくように努力していきましょう。

ギャンブラーの不思議な生態 ④

『もう死ぬしかない。でも忘年会だけは……』

　そのギャンブラーは借金がばれて，妻とともに返済のために走り回っていました。やっとなんとか返済のめどが立ったのですが，ひと月としないうちにまたギャンブルに手を出してしまいました。きっかけはたわいのない理由です。ちょっと時間が空いたし，1回だけで止めておけば大丈夫だろう。その時に負けてお金がなくなっていればまだ傷は浅かったかもしれません。しばらくぶりのスロットで大勝してしまったのです。勝ってもギャンブラーはそれを借金の返済に充てることができません。次のスロット資金になるのです。妻に内緒でスロット通いが再開しました。大勝ちして手に入れた数万円はあっという間に消えてしまいました。もうそのときには止まりません。ま

た借金が始まりました。大手の消費者金融では借りられなくなっているので，闇金に手を出してしまいました。1カ所で借りてスロットに行きました。闇金なので返済しないとたいへんになる，絶対に勝って返済するのだと意気込みますが，そういうときほど勝てません。今度は返済の金のために次の借金に走ります。どういうわけか携帯電話に見たこともない番号から電話がかかってきます。どこで知ったのか，別の闇金業者からでした。返済に困り果てている頭では冷静に考えられません。気が付くと10社以上の闇金から借金していました。返済が滞ると催促の電話がじゃんじゃんかかってきます。自宅にも，会社にも容赦なくかかってきて，闇金地獄に堕ちていることが誰の目にも明らかになりました。今度は妻も呆れ果てています。どうしよう，犯罪だけはしたくない，もうどこかに逃げてしまうか？　死ぬしかないか？　と悩んでいるときに相談に行こうと妻が言いました。

　専門家との面談のときには全部洗いざらい白状しました。この地獄から抜け出せるならなんでもする，と本気でした。専門家も「死ななくていい。死ぬことよりもやるべきことをやって，なんとか立ち直りましょう」と言ってくれました。涙が出ました。ギャンブルから確実に離脱して今後手を出さないための方法も聞きました。今度こそしっかりやろうと思いました。借金返済のために煙草も止めよう。お金も持たずに生活しようと決意しました。その面談が終わりかけたときに「最後にひとつだけ」とギャンブラーは言いました。

　「もうほんとにどこかで死のうと思ってたんですよ。相談に来てよかったです。今日言われたことをしっかりやっていきます。でも，来週の忘年会にだけは出たいんですよね」

　横で妻は口をあんぐり，絶句しました。忘年会の前に死のうとしてたの一体誰？

金銭管理を始める

　今後，本人のギャンブルが止まり回復の道を進み始めるために，家族が本人とともにやり始めなくてはいけない最も重要な課題です。細かい点まで徹底する必要がありますので，説明も詳細にわたりますが，必ず読んで理解してください。

1. 金銭管理を徹底する；ギャンブルできない環境作り

- 金銭管理は本人・家族をギャンブル地獄から守るために不可欠な環境作りです
- 現金＝最大最強のギャンブルの引き金と考えましょう

　家族がすべての金銭の管理をするということです。本人がギャンブルしたくなってもそのための資金源を断つための手段です。
　「大の大人が金銭管理をするなんて，子ども扱いだし，やりすぎでは？」などと考えるのはギャンブル問題の怖さを知らない人の戯言です。ギャンブラーにとってギャンブルの最大の引き金は現金です。現金＝ギャンブル資金だと見なさなければなりません。どんな大切なお金でも（生活費，子どもの学費，会社の運転資金，借金返済のための金，退職後のための貯金，遺産など）ギャンブラーにとってはギャンブル場への切符にしか見えません。それが大切なお金だと判断する前頭葉の理性的・現実的な思考力を上回るギャンブルの欲求・衝動があり，それは現金によって簡単に作動してしまいます。これがギャンブル依存症の深刻な症状の1つだと理解する必要があります。特にとりあえずの回復安定期といわれる3年間は現金の徹底した管理が必要だと考えましょう（ただこれも一律ではなく，それぞれの状況や状態に合わせて柔軟に扱う必要があります）。

● 意地悪なのではない，「かわいそう」と思うのは勘違い

　これは本人に意地悪することとはまったく違います。本人と家族をギャンブル地獄から守るための最高の防御策です。この点は関係者全員が知っておきましょう。厳重な金銭管理をしていると本人がかわいそうに思えて手綱を緩めてしまう家族もあるのですが，借金地獄に落ちることの方が本当の意味でかわいそうだという考えをしっかり持って，ぶれないようにすることが必要です。その意味で家族が孤立しないようにして，相談先につながり，家族会や勉強会に継続して参加することが大きな手助けになります。

● 金銭管理の具体的方法

　今後，手を抜かずに実行すべき具体的な行動を説明します。

◆ 本人が現金を持たないようにする。持つとしてもコイン（500円）までとする

　→現金は本人が生活するうえで必要最小限の額を持つという考えです。現金を持たずに生活できればそれにこしたことはありません。可能な限り現物を用意して外で買わなくても良いように環境を整えるということです。ギャンブルを止め始めてもギャンブル脳は簡単には静まってくれません。処方箋⑨で説明しますが，脳の回復のための行動を繰り返すことでやっと鎮静化していきます。万単位の現金を持ってもギャンブルの衝動が起きなくなる安定した時期まで（平均数年かかります）石橋を叩いて渡ることが必要になります。ギャンブルからうまく離脱した人たちは口をそろえて「最初は，小銭だけで心細かったが，慣れればなんてことなかった」と言います。

- ◆ 本人がお札は持たないようにする
  - → 特にパチンコ依存の場合はお札を機械に入れてパチンコをするため、お札そのものが刺激になります。同じ1,000円持つ場合でも500円玉2枚持つようにしましょう。

- ◆ どんな理由があっても一人で数千円以上のお金を持って動かない
  - → これも同じ理由です。金額が多くなるほどギャンブルの刺激が強くなります。

- ◆ お金を使った時はレシートをもらい，毎日精算することを習慣にする（お小遣帳をつける）
  - → 毎日精算することがポイントです。残ったお金をそのままにして貯めないようにしましょう。何度も言いますが，お金が貯まって一定の金額になるとギャンブル衝動が動きはじめます。その額は人によって異なります。そうならないために，1日の終わりに精算し，金額をリセットして0に戻し，1日の始まりにその日のためのコインを持つ，という習慣が大事です。これをできるだけ機械的に，淡々とやり続けることが成功の秘訣です。

　　どうしても現金を持って一人で動かなければならない時には（可能な限りそれを避ける努力をしてください）必ずレシートと残金で精算という方法を崩さないようにしてください。"一人で家にいるときに集金人が来たとき，お金がなければ恰好が悪い""仕事中，同僚に缶コーヒーをおごってもらってばかりでは恰好が悪い"などという理由でお金を用意して，それがギャンブル資金に変わることはよくあることです。ギャンブルしているときは財布に数万円単位の現金が入っていることが当たり前なので，お金を持たずに暮らすことが本人には最初は心細かったり，恰好が悪いと感じたりするものですが，慣れればなんのことはありま

せん。お金を持ってギャンブルの衝動が起きるよりはいいと考えてください。

　ギャンブル問題の解決に「恰好」は不要です。

◆ 収入はすべて振込にして，本人が通帳やカードを持たない
→ 職場によっては給料を現金で支給するところもあるかと思いますが（ボーナスだけ現金という職場もあります），可能な限り振込にしてもらうよう職場にお願いしてください。それができない場合は，給与明細と現金を照らし合わせる必要があります。「給与明細をなくした」と嘘をついて数万円抜いてギャンブル資金にすることはよくあることです。ごまかしも手が込んでくると給与明細を偽装することすらあります。ギャンブル脳はこうやって資金調達のためにフル稼働します。「ごまかせそうだ」と思ったとたんに働き始めますので，「ごまかせない」環境が大事です。

◆ 家庭での現金や通帳の管理を厳重にする
→ ギャンブル資金が底をつくとまず自分のものを売って現金を得ようとします。その次は家の中の金目のものを売ったり，家族のお金を黙って持って行きます。知らない間に家族のキャッシュカードがなくなっていて，通帳を記帳したときに引き出されていたのがわかったとか，大事にしていた指輪がいつの間にかなくなって質屋入りしていたという話はよくあります。ギャンブルしたくなれば家探ししてまで現金や金目のものを探すというのが借金が始まったギャンブラーの行動特性です。そこまでしてしまうのです。子どもの貯金箱もアブナイです。これを防ぐ必要があります。家族は厳重にお金や財産を管理してください。誇張でなく，金庫に保管することも考えるべきです。

◆ 現金を扱う仕事についている場合は横領・窃盗を防ぐ
　→サラ金などの借金が始まり返済ができなくなると，会社のお金に手をつけてしまうことがあります。これは決して大げさに言っているわけではありません。借金と嘘が行き詰ったときに，これをやり始めると発覚するまで続けてしまうことが多いのです。集金したお金を一時自分の借金の返済に回し，給料日に補填するなどの行為が一度始まると，それを止めることは困難になり，逆にエスカレートしていきます。仕事上こういった危険性があれば，あらかじめ予防することを考えましょう。上司に事情を話してお金を扱わない部署に異動させてもらう，一人で現金を扱わないように同僚に協力してもらう，現金を手にしたらすぐに銀行に入れるか職場の会計に渡す（この方法は最も危険ですが，ほかにとる方法がなければ少なくともそうしたほうがよいでしょう）などの方法があります。迷わなくてもよい仕組みを作りましょう。

◆ 急に手にする現金に注意する
　→出張したときに立替えていたお金が戻ってきた，年度末調整で現金が渡された，両親が留守をしているときに両親宛にキャッシュカードが届いた，同僚に貸していて忘れていたお金を急に戻してくれたなどなど，予想していないときの現金は特に危険です。ギャンブル脳は不意打ちに非常に弱いのです。予期していれば対応できても，急のことには対応できず，ギャンブル脳が賦活するのです。その時に防ぐのが理想ですが，現実はなかなかそういかないことが多いです。ですので，そこから嘘・ごまかしが広がらないように，ここで説明している金銭管理を毎日丁寧にやっていってください。そうすれば，なにかあっても早い段階で発見できます。

◆これらのことを徹底する

→面倒くさくなって、「ちょっとくらい大丈夫だろう」は禁物です。ここまでやらないとダメなの？とお思いになるかもしれません。が、ギャンブル問題の解決のためにはここまでやらなければだめなのです。

借金返済のために銀行やコンビニへ一人で振込みに行く途中や、車のガソリンを入れにガソリン代を持って一人で行く途中、病院や歯医者に治療代を持って一人で行く途中などにパチンコ店に寄ってしまう例は無数にあります。現金を持つだけでギャンブルの衝動が動き始めます。「最初の数回は一人で現金を持って行ってもギャンブルに走らなかったから大丈夫だろう」と考えるのは危険です。現金を持つことで刺激を受け、それが何度か重なり、たまたま何か他の刺激が加わったときに、ギャンブルの衝動が勝ってしまい、ギャンブルに走ってしまうということが初期にはよく起きる現象です。金銭管理はやり始めたら気を抜かないようにしましょう。

●スリップや再発を防ぐために気を付けておきたいこと

ちょっとしたきっかけでギャンブルをしてしまうことを「スリップ」と言います。そこからまた嘘・ごまかしが始まり、再びギャンブル資金のための金策が始まると本格的な「再発」です。スリップを防ぐことと、スリップしたときにすぐに修正することが大事な課題になります。スリップを防ぐために知っておいてほしいことがあります。金銭管理を続けるときによく起きる『本人と家族の気持ちのズレ』のことです。

毎日のコインの用意と受け渡しは淡々と行うことが秘訣です。この時にギャンブルしてほしくないがために「もう嘘つかないでよ」とか「もうごまかさないでよ」という苦言を呈するのは逆効果だということを理解してください。処方箋⑨でも説明しますが、本人の回復に最も大事な心構えが「正直さ」であり「素

直に自分の気持ちを出す」ことです。叱責や説教は人を表面上問題ないと装うことはさせても（いろいろ言われたくないからという理由からです），心底からの変化を促すことはできません。今後必要になるのはスリップを含めてなにか起きたときにすぐにそのことを打ち明けることができるかどうかです。そのためには本人が打ち明けやすい環境を作っていくことが大事です。毎日のやり取りでその環境作りをしているのだと考えてください。

　毎日のコインではまかなえない急な出費があるときに、それを本人が申告して家族がお金を用意するときのやり取りにも注意が要ります。家族はこれまでさまざまな嘘をつかれてきており，本人の言い分を信用できなくなっています。これはある意味当然のことです。しかし、その時に「また嘘ついてごまかしてるんじゃないよね」とか、お金を渡すことを躊躇するとどういうことが起きるかということです。本人も自分のせいでこうなったということはわかっています。ですから『必要なときに必要な額を申告して用意してもらう』というルールでやり始めたにしても、実は本当に必要なお金であっても本人としてはなかなか言いにくいものなのです。その時に疑われたり、嫌な顔をされると（そう感じると）次はもっと言いにくくなります。家族の立場からすると、家事や仕事のことで忙しかったりすると、いちいち面倒だなと思う気持ちも出るでしょう。しかし本人の言いにくい気持ちが強まると、「言ってお互い嫌な思いをするなら言わないでおこう」→「でもどうしても必要なので自分で何とかしよう」となり、これまでたくさん経験を積んできた「ギャンブルで稼ごう」となってもおかしくありません。そうなってしまった例も実はたくさんあるのです。

　理想的にはお金のやりとりもギャンブルのことも本人と家族の間で正直な会話ができればこういうことも起こりにくいのですが，そんなやりとりができるようになるのは簡単なことではありません。たくさんの練習が要ります。ですので、とりあえ

ずの方法として、家族が本当に必要だと思ったお金はあっさり出す。本人はレシートと残金で精算する、ということを淡々とやっていければこの落とし穴には落ちないですむでしょう。

CRAFTを活用した対応法

●急なお金が必要になったと言われたとき

悪い例	良い例
これってホントに会社の飲み会なのよねえ？	わかったわ。いつものようにレシートと残金で精算してね。
ええ～またなの？（と面倒くさがる）	そう、わかったわ。
あなたを信じていいのよね?!　今まで散々嘘をつかれてきたから、簡単には信じられないのよ。	いつもよりたくさんお金を持つけど、大丈夫？　なにかあったら言ってね。

●毎日の金銭管理に不満の声が本人から出たとき

悪い例	良い例
どうしてそんなことがあなたに言えるわけ？　誰のせいで毎日毎日こんな面倒くさいことをしてると思ってるのよ！	そんな気持ちになるのね。でもこれは大事なことだって説明、聞いたよね。今度相談に行ったときにどうしたらいいか聞いてみない？　それまでは今まで通りやりますね。
この原因を作ったのは一体誰なのよ！もうそのことを忘れたの？	実はねわたしも時々毎日続けるのが面倒だって思うことがあるのよ。でもこれを毎日きちんと続けることが一番大事だって聞いたことを思いだすようにしているの。

●家族は今まで苦労してきて、もっと努力しないといけないの？

家族に過剰な負担を強いるつもりはありません。しかし、ギャンブルを止め続けるためにはどうしても必要なことなのです。やり方ひとつで効果に大きな違いがあるのです。金銭管理をしっ

かりしておけば，あとは監視する必要はありません。余計な心配をすることもありません。これまであまり実を結ばなかった努力を止めて，多少面倒だと思っても成功の可能性が極めて大きい努力をしてみませんか。そして，家族が行き詰ったら相談先・治療先に必ず相談して問題解決に当たってください。その意味で困ったときの相談先を確保しておくのが大切なのです。

● 一人暮らしの場合はどうすればいいのか？

一人暮らしの場合も金銭管理の考え方と方法は上に書いた通りですが，工夫が必要です。ポイントをあげます。

- 家族が通帳その他はすべて管理する
- 毎日の生活に必要な金額を決めて，3日とか1週間分を家族が送金する
- 本人は家族から振り込まれたお金を引き出すことしかできないように工夫する
- お金を引き出した履歴を細かくチェックする

一人暮らしだと仕組みをしっかり作る必要がありますが，完璧な仕組みは作れません。できうる限りの環境を作ってやっていくしかありませんが，このやり方でうまくギャンブルから離脱することができた例はたくさんあります。

家族のいない単身生活の場合は，金銭管理を引き受けてくれる社会資源を利用しながら，可能な限りギャンブル資金を持たない生活を築くようにしていきましょう。地域にある社会福祉協議会に協力を求めるのも一つの方法です。ここでは毎日の金銭管理はできませんが，週単位で管理してもらうことができます。

2. その他のギャンブルできない環境作り

●携帯電話を使ったギャンブルへの対策

　現金を持たなくてもできるギャンブルがあります。ネット競馬やネットカジノがそれです。携帯電話などのインターネット機能を使って，ギャンブルをすることができるのです。IDを作り，ネット銀行に口座を開設し，そこに入金すればあとはその残高が0円になるまで賭けることができます。外出しなくとも携帯電話さえあればいつでもどこでもギャンブルができてしまいます。競馬場や競艇場に行っていないから大丈夫，という時代ではなくなりました。この方法でギャンブルにハマってしまった人にとってはインターネット機能そのものがギャンブルの刺激になります。「そこにアクセスしなければいいことではないか」と思うのはシロウトです。アクセスできる可能性があるだけでギャンブル脳は賦活し始めます。人によっては携帯電話を持たない，携帯電話は通話とメール機能だけにする，一人でインターネットにアクセスしない，などの方法をとることが必要になる場合もあります。ネット喫茶にいけば簡単にアクセスできてしまう社会ですので，ここでも有効な防御策はネット銀行に口座が作れないように現金を所持しないことです。

●その他の罠を知っておく

　その他，競輪競馬などでは**「予想屋サギ」**というのも見られます。お金を支払えば「必ず当たる（そもそもそんなものはありえないのですが）予想を教えます」と誘われてまんまとひっかかってしまう人もいます。パチンコも**「必勝攻略本」**を何十万円か支払えば教えますと言うサギもあって，これに数百万円もつぎ込んだ人もいます。ギャンブルの周辺には依存状態になった人をさらに深みに陥れる，このような罠がたくさん仕組まれています。冷静であればひっかからないようなダマシの手口に，借金返済で困り果てている人なら簡単に乗ってしまいます。ダ

イレクトメールなどで勧誘してくることがありますので，こういう情報も知っておいてください。

3．借金できない環境作り

いくら金銭管理しても借金できる状態のままだといつまた借金が始まるかわかりません。借金できない環境作りが必要です。

具体的には，

- **カードローンその他の新しい契約ができないように身分証明書などを家族が管理する**
  → 「さすがに運転免許証は持って車に乗らないといけないだろう」と常識的には考えて当然です。しかし，その運転免許証で裏口座を作ったり，キャッシュカードを作って借金を繰り返す人の場合，身分証明書を持たずに生活することも考えなければなりません。「運転免許証不携帯で罰金を支払うほうがまだマシだ」という考えを，時と場合によっては取り入れることも必要です。

- **消費者金融会社と借金できないような契約を交わす**
  → 日本貸金業協会が行っている『**貸付自粛制度**』というものがあります。これは「資金需要者が，自らに浪費の習癖があることその他の理由により，自らを自粛対象者とする旨または親族のうち一定の範囲の者が，金銭貸付による債務者を自粛対象者とする旨を日本貸金業協会に対して申告することにより，日本貸金業協会が，これに対応する情報を個人信用情報機関に登録し，一定期間，当該個人信用情報機関の会員に対して提供する制度」です。この契約を結ぶと5年間は貸付ができません。ただ，途中で解約すればまた貸付ができますので，本人と家族が連名で契約するようにしましょう。そうすれば契約した全員が合意しなければ

解約できません。契約は日本貸金業協会支部に直接行くか，郵送でもできます。詳細は日本貸金業界のホームページなどをごらんください。司法書士，弁護士に相談するのもいいでしょう。

●友人知人からの借金への対策

→本人が借金をお願いしても決して貸さないように話をして相手に納得してもらうのが理想的ですが，理解してもらえる相手ばかりではないでしょう。本人の周辺に金の貸し借りを簡単にしてしまう人間関係を作らないように，できる努力はしてみましょう。どうしても対処が困難な場合は，「相手に悪いから」と返済分を家族が立替えるということを簡単にはせずに，時間がかかっても本人が稼いだお金で返済するようにしたほうがいいです。

●身内で本人に「甘い」人を作らない

→問題解決のためには本人の周囲にいる人全員の意思統一が不可欠です。誰か一人でも本人に甘い人がいれば，ほかの人の言うことには耳を傾けようとはしません。両親が尻拭いをすることは本人のためにならないとはっきりしていても，祖父母が同じ考えができずに本人の言い分を信用したり，かわいそうに思ってよくないとわかりながらも手助けしてしまったり，困っている孫の頼みを拒否できずにお金を渡してしまうというケースはよくあります。そうなると本人がギャンブルを止めるための努力を続けるのは不可能です。どう対応することが本人のためになることかについて，しっかり話し合って周りの人が一致することが大切です。

●マチ金・闇金対策

→身分証明書もなく，サラ金でも借金ができなくなったときに最後に借金する先は闇金になります。ここで借金するた

めには自分の電話番号だけでなく自宅や家族・親族の電話番号，職場の電話番号なども相手に教えなければなりません。返済が滞ると借りた本人だけでなく自宅や兄弟姉妹が自営する店や職場などに催促の電話が鳴り響くことになります。そのときに闇金で借金したことを家族が知ることになります。ここで家族は気が動転して「すぐに返済しないとたいへんなことになる」と本人に代わって返済してしまうことがよくみられるのですが，決して返済してはいけません。必ず，かかってきた電話の番号を控えて，もよりの警察に相談に行ってください。一度闇金から借金すると，他のたくさんの闇金業者から「融資」の電話がかかってくるようになります。借りた人の電話番号が闇金業者間で流通します。本人がギャンブル問題を認識し，やっと落ち着いて，回復の道を進み始めたときに，思いだしたかのように闇金業者から「融資」の勧誘がくることだってあります。その時に気持ちの隙があればそれに乗ってしまいます。「電話がかかってきても断ればいいのだ」という考えは浅はかです。危険を回避するために電話番号を変えるなどの対応は必ずしておきましょう。

● 「借金をチャラにするから，通帳を作れ」がアブナイ

→ もう一つ怖い話です。闇金で借金して返済が滞ったときに，「返済する代わりにいくつか預金通帳を作って，口座番号を提供すれば借金は全額なしにしてもいい」と持ちかけられることがあります。本人にすれば返済できるお金もない，返済しなくてすむのなら簡単なことだし家族にバレなくてすむ，とこれに応じてしまうことがあります。すると，確かに返済の催促の電話はなくなります。が，何カ月後かあるいは何年後か，急に警察の人が家庭や職場に来て逮捕されるということが起きています。闇金業者に教えた通帳が「オレオレ詐欺」などに使われているのです。詐欺の被害に

会った人が被害届を出し，警察の捜査が始まり，詐欺に使われた通帳が誰のものかが明らかになります。「ただ，通帳を貸しただけ」という理屈は通りません。詐欺の共犯者として刑事的な責任を追及されます。闇金での借金は100％，絶対に警察に届け出て，相談するようにしてください。

4. 借金返済をどうするか？
　　債務整理の計画を一緒に立てる

●返済計画

借金がある場合，返済計画を徹底する必要があります。ギャンブル問題に詳しい司法書士や相談所でなければ，単なる借金問題になってしまうので注意が要ります（飲酒問題が原因で内臓疾患になったのに，内科で内臓疾患の治療だけで終わってしまうのと同じです）。借金はどこからいくらしたという具体的なことをすべて詳細に記録して，返済計画を立て，自分で返済することが絶対に必要です。

●返済を急ぐ必要はない

どうしても先に返済に手を付けたい，手を付けないといけないと思ってしまう家族は多いですが，ここは急ぐ必要はありません。まずは借金の原因になったギャンブル問題の解決に向けて動き始め，ある程度安定した状態になってからでも遅くありません。その時に不安があれば返済問題の専門家に相談するといいでしょう。

●借金の返済についてのポイント

『借金の肩代わりをしない』
『尻拭いをしない』
『お金の無心をされても貸さない』

この３つが家族にとっての最重要課題です。いくら口でうるさ

くとがめても最後にお金を出してしまえばまったく意味がありません。お金のやり取りがすべてを決めると考えてください。慌てて借金問題をなんとかしなければと考え，行動に出る前に，必ず専門医療機関に相談しましょう。借金問題を具体的にどうするかはその後です。この順序を間違えないようにしてください。

教訓 お金は出さないが，困ったときは相談に乗る，一緒に考えようと本人に伝える

　お金を出さないことを実行するだけでは本人を追い込む結果になりかねません。問題の解決のために力は貸すということは明確に本人に伝えましょう。しかし，それは借金の肩代わりではありません。

Q 借金の返済方法について質問します。尻拭いをすることは回復の妨げになると聞いたのですが，まずは家族が全額返済して，家族への返済を本人がしていくという方法はよくないでしょうか？

A 返済も回復のための手段としてあつかうことが重要です。これは借金問題ではなく，ギャンブル問題ですからすべてギャンブル問題解決のためにと考える必要があります。返済に長い期間がかかって利息の支払いがもったいないと考えるのもわかるのですが，利息よりもギャンブル問題の解決の方が優先です。家族が立替えてしまうと，どうしても甘えが出ます。その甘えから「少しぐらいは」という隙が生まれます。いつの間にか家族への返済が止まっていたが，家族の方も催促するのを怠ってしまうと借金したときの厳しい局面はどうしても薄れていきます。すると，返済を促すために家族が苦言を呈する必要が出てきます。本人と家族の関係は再び《叱責・説教・命令》対《黙る・嘘・ごまかし》という構図にもどってしまいかねません。これでは回復の推進力が弱まってしまいます。お金のやりとり

は相手との関係を決定付けます。ギャンブル問題解決の最大のカギを握っています。ですから，ほんとうによくよく考えて，先のことまで見通して決めるようにしてください。

●借金返済の仕方の具体的で細かい注意点

返済のためにATMで現金を振り込むとき，親戚や身内に借りているお金を持って行くときなど返済の最終段階が肝心です。決して本人が一人でATMに行ったり，身内の家に一人で返済に行くことがないようにしてください。これも「決して，現金をたくさん持たない」という原則の適応なのですが，現金がギャンブル資金に化けないようにしっかり予防しましょう。これは本人を信じる・信じないという次元の問題ではありません。ギャンブル脳が賦活しないための予防策です。

5. いつまで続けるのか？

いつまで金銭管理を続けるかは決めるのが非常に難しい問題です。ギャンブル脳がどれくらい鎮静化しているかの判断が難しいからです。これまでの私の経験から言うと，半年や1年ではまだ十分鎮静化はされません。もちろん個人差が非常に大きく，最初からかなりルーズな金銭管理でもギャンブルが止まった人や1年で1カ月分の小遣いを全額持っても大丈夫な人もいます。しかし，大半のケースは1年ではまだ緩めるのは早いと思います。大丈夫と思ったときに，予期せぬスリップに襲われることもよくあるのがこのギャンブル問題の特徴です。**3年でなんとか安定すると考えましょうと**，きわめて荒い予測を家族と本人には伝えています。

> ギャンブラーの不思議な生態 5

『夢で逢いたい』

　ギャンブルを止め始めてから，ギャンブルの夢を見ることがあります。パチンコ店の駐車場に自分がいて，「入ったらいかん。入ったらいかん」と言いながら車のドアを開けたり閉めたりしているときに目が覚める夢。あるいは競馬場に来ていて，狙いの3連単が最後の最後惜しいところでパーになって，悔しくて悔しくて空を見上げて嘆いているときに目が覚める夢。あるいは友人がパチンコを打っている隣でうらめしそうにそれを見ている夢。さまざまな場面が夢に現われます。

　夢から覚めたときに冷や汗がびっしょりというギャンブラーもいれば，逆に夢を見ていたときの幸せな気分が忘れられないというギャンブラーもいます。現実ではギャンブルできない，それは仕方ない，こんなことになったのだからわかっている，でも夢ならいいだろう。夢に出てくれ〜。夢の中だけでもギャンブルやらせてくれ〜。今日，いい夢，見れるかなあ，と思うのです。

今日一日を乗り切る

1. 決めたことを淡々と実行する

　専門機関に相談に行き，ギャンブルを止めるための具体的な行動を開始できたなら，あとは淡々と決めたことを実行しましょう。本人とのやりとりで効果のないことは，何度も書きますが，小言・説教・叱責・非難です。「隠れてギャンブルしてるんじゃないでしょうね」「隠れて借金してない？」「今度だましたら勘弁しないからね」などということを本人にいくら言ってもギャンブルは止まりません。それはこれまで経験済みの方がほとんどではないでしょうか。こうした言い方を何度繰り返してもギャンブルを予防することはできません。むしろ『何かあったらすぐに言ってくれると，安心だし，うれしい』ということを折に触れて伝えるようにしましょう。その方がはるかに回復には役立ちます。

2. 行動で判断する

　本人の言い分に惑わされるという事態が非常に多く見られます。家族にしてみれば本人を信じていいのかどうかわからない，一体何を信じればいいのかわからない，というのが正直な気持ちでしょう。これまで何度も本人の言い訳にだまされた経験があればなおさらです。相手を信じるか信じないかの問題にしないことがコツです。人は疑われて良い気分にはなりません。回復のモチベーションを下げることはできる限り回避しましょう。「信じる・信じない」の問題に関しては『本人の言ったことへの

評価は一時保留しておく』『本人の行動面だけを見る』ことをお勧めします。本人が言った内容を現時点では重要視せず，本人の行動だけを見る癖をつけるのです。金銭管理を毎日実行しているか，毎晩レシートと残金で精算し小遣い帳を記録しているか，ミーティングに参加しているか，予約した診察やカウンセリングに行っているかという行動に着目しましょう。それがなされていれば「やるべきことをやっている」と評価するのです。行動に表れていないことは判断を保留します。

　監視（したくなる気持ちはわかりますが）するのは逆効果です。監視にエネルギーを費やすよりも処方箋⑤で説明した，ギャンブルや借金ができない環境作りに力を注ぐ方がはるかに回復につながります。

　本人との会話の仕方も練習してみましょう。

CRAFTを活用して，望ましい行動を強化しましょう

悪い例	良い例
（毎日の金銭管理はやって当たり前だと思って，何も本人に言わない）	こうやって毎日精算して金銭管理を続けてくれると，とても安心する
（上に同じ）	忙しくて大変かもしれないけど，決めたことを毎日やってくれると，わたしも安心して1日が過ごせて，うれしい
最近，仕事が忙しいってミーティングさぼりがちだけど，気持ちが緩んでるんじゃないの？	仕事が忙しくて大変だと思うけど，ミーティングには続けて行ってほしいの。

● GPSで監視？

　携帯電話で利用できるGPS機能を使って，本人の行動を監視するのはどうか？と時々家族から相談を受けることがあります。ギャンブル場所を登録しておけば，その場所に携帯電話を持った本人が行けば警告音がなるような仕掛けもあります。ただ，

第4章　ギャンブル問題解決の処方箋

これには抜け道があります。携帯電話をどこかに置いてギャンブルに行けば警告音はなりません。いずれにしても監視するという方法は有効ではありません。監視する方は常に疑いが湧いてきます。監視される側にとっては主体的に自分の問題として取り組む意欲が阻害されかねません。

　ただ，本人がギャンブルから自分を守るために家族の協力のもと，GPS機能を使って自分の行動を見てもらうという使い方は有効です。「意志や根性ではギャンブルは止まらない」ことに本人が納得すれば，ギャンブルの衝動が強い時期に自分を見守ってもらうツールとして使うのは効果はあります。

3. 金銭管理の緩め方

　本人の回復の進み具合はなかなか外からは見て判断できません。行動面で判断するのが最も誤差が少ないとは言えますが，それでも判断は難しいです。決めつけず，不安に踊らされず，淡々と冷静にやっていくのが秘訣ですが，実践するのはとても難しいです。しかし，そこを目指してやっていきましょう。

　金銭管理を始め，それが安定した後の課題は「いつ，どのように金銭管理を緩めるか」です。何か月，何年たったら〜してよい，というマニュアルはありません。あくまでも本人の状態に合わせてやるしかありません。その際に使える情報がいくつかあります。毎日の決まったお金以外に必要なお金を持って行動したときの様子がそれです。一度うまくいったからといって判断するのは早計です。少なくとも何度か同じ状況で繰り返し問題が起きなければ大丈夫だろうという判断の仕方を勧めます。最初の1年は基本的な枠組みを崩さず，例外を作らずやるのが良いでしょう。その後，友人の結婚式に出る，1泊の出張に行くなどの機会が出てくれば「実力テスト」と位置付けて，本人も家族も充分に自覚したうえでやってみるといいでしょう。やってみてどうだったか，修正できる点はなかったかと見ていきま

す。仮にその時にスリップしてしまったとしても，そのスリップの要因が何だったのかを解明できれば，その時点での回復の段階がはっきりつかめますし，次のスリップを予防することもできます。問題は本格的な再発（嘘・ごまかしが始まり隠し事が続く）にならないように，傷を浅く抑える環境（金銭管理，借金予防）を維持しておくことです。そうやって徐々に自分で管理する金額を増やしていくようにしていきます。

　自分たちだけでははっきりしない場合は，相談を続けている専門家に聞いてみましょう。相談を怠らないようにするのが大事です。

4．心構え

　揺り戻しや小さなつまずきはあるものだと考えましょう。「今できる最大限のことをする」「それでもなにか問題が起きたらその時に相談して最適な行動をとる」，という考えを用意しておきましょう。この考え方が取りこし苦労や先先の心配が強くなるのを防いでくれます。

> ギャンブラーの不思議な生態 6

『修学旅行前夜の……』

　そのギャンブラーはネット銀行に口座を作り，携帯電話を使ってボートレースをしていました。携帯電話さえあれば日本全国のボートレースで賭けられるのです。これをやり始めると携帯電話が手放せません。暇があったらレース結果を調べています。大きなレースの前に予想を立てるときの何とも言えない高揚した気分はギャンブルしない人にはわからんでしょうねえと言います。楽しくて楽しくて仕方ないんですよねえ。予想を立てているときはこの楽しい気持ちで脳が充満しています。今いくら借金があって，今月の返済をどう工面しようかというやっかいなことは頭から完全に消えています。いくら勝ったいくら負けたということより予想を立てて，いざレース！　予想が当たるか当たらないか，ハラハラドキドキしながらレースの行方を追っているときが至福の時なんですよ。

　そのギャンブラーに聞いてみました。大きなレースの前の日はどんな気持ちなんですか？　しばらく考えてこう答えが返ってきました。

　「そうですねえ，小学校の頃に明日遠足ってときの前の日，寝る前の気分ですかねえ，楽しみでワクワクするようなね。う〜ん，いや，違うな。もっと強烈ですね。修学旅行の前日のわくわくですかね。ワタシ，今年56歳なんですよ。こんなおっさんがね，大の大人がですね，大きなレースのたびに修学旅行に行く前の日のワクワクした気分を味わえるなんて，こんなこと他にないでしょう！」

処方箋 7　困ったら相談する

●困ったら相談する

　困ったときや迷ったとき，どう考えていいのかわからないときはそのままにしておかず，専門機関に必ず相談しましょう。ギャンブル問題に適切に対応できるようになるには，正しい知識と，問題を見抜く力と，適切に対応する力が必要です。一度説明を聞いても，その内容が実際の場面でピンとこないことはよくあることです。あとで「あ，あれはこのことだったのか」と気づくことが多いものです。理屈はわかっていても実行できないことはたくさんあります。家族もギャンブル問題解決のために力をつける必要があります。それには時間がかかります。しかし，今からやっていく努力は実を結ぶ努力です。そして，身に付いた力はギャンブル問題に対してだけではなく，今後生きていくうえでとても役に立つはずです。

　ですから，わからなければ納得するまで相談することをお勧めします。それを繰り返すことで理解が深まり，対応能力も付いていきます。何度も相談して，迷惑では？　などと考えるのは止めましょう。一番大事なことはギャンブル問題解決のために力を尽くすことです。

　家族から受けてきた質問や相談の一部を紹介します。

Q1. 週末に遊びに行くときに「2,000円」と言うので渡していますが，これも問題なのでしょうか？　出かけることは良いことだと思うのですが。

Q2. お金に困ったとき，私の母に借りに行くようです。母に

は私が勉強したことを説明して，断ってほしいこと，断り方などを伝えていますが，「かわいそうで辛い」と母は言います。本人に「おばあちゃんにはお金を借りに行かないでほしい」と私からはっきり言うべきでしょうか？

Q3. ギャンブル依存症の息子が借金の告白をしました。それによって離婚の決意を固めたようです（嫁）。2人の子どもがかわいそうですが。家族への思いやりもない息子に，どうしたらいいのか困っています。どのように自立への助言をしたらいいのか悩んでいます。不安を抱えて，眠れぬ日が続いています。

Q4. また，ギャンブルに行くのではないかと心配で，つい行動を聞いたりしてしまうが，それでいいのだろうか？ 休みに一緒にいないと心配だ。

Q5. ギャンブル依存症の父親のことは子どもたちも受け入れていこうと思っていますが，母親の立場からは子どもたちにどのように伝えていけばいいのでしょうか？

Q6. GAに出席するようになってほぼ2年。スリップは何度かあり，現在も500円生活をしていますが，週に1度だけ1,000円札を渡しています。やはり札ではなく500円や100円玉で渡すべきでしょうか？

Q7. ギャンブル依存症の息子です。本人は素直に言うことに返事してくれるのですが，本当はどんな気持ちで，どう思っているのか，正直まったくわからず不安です。今まで何度も裏切られていて……。

Q8. 夫のギャンブル依存（競艇）で悩んでいます。大切なものや信頼，自分の人生，命まですぐに投げ出そうとします。それを口にするのがわかっていて，そうさせてはいけないと自分の気持ちを抑えて，最後は助けてしまいます。自分にも嘘をついていて，自分の本心はどこにあるのか，混乱して頭の中がいつも散らかっています。

Q9. パチンコもしていると思いますが，スマホのゲームもか

なりしているようです。注意するのではなく，別の言い方でゲームを減らしていくよう言えばいいでしょうか？

Q10. 本人は，ギャンブルを止めるのだからせめてアルコールくらいは飲ませてくれよ，と言います。アルコールは大丈夫なんでしょうか？

このように，いざ実際に対応を始めるとわからないことがたくさん出てきます。その時に自己流の解釈で行動せず，一つ一つ相談しながら解決に近づくための考え方や方法を知り，実行する習慣をつけてください。それぞれの質問に対してのアドバイスは次頁に。

【回答とアドバイス】

A1. 金銭管理の原則である「使ったお金のレシートと残金を精算する」というルールを守ってやれば大丈夫です。どうしても家族は不安から「外出するとギャンブルに行くのではないだろうか」と考えてしまいがちですが，このルールを使って，健全な行動を増やすことはむしろ今後良い影響を及ぼします。

A2. やはり一番大事なのは本人の周囲にいる人が一致していることです。孫のことがかわいい祖父母にとっては厳しくすることを「かわいそうだ」と思うこともあるでしょう。理想的には祖父母にも「何が最も本人にとってかわいそうなことか」を理解してもらうことです。ギャンブル問題のある本人にお金を渡すことがその後どんな事態を引き起こすかについて十分理解してもらい，お金を渡さない選択がいかに本人にとって大切かをわかってもらうことです。当院では家族勉強会に一緒に参加してもらうようお勧めしたり，祖父母に来ていただいて直接説明することもあります。本人に直接はっきり言うことも大切ですが，その言い方にはCRAFTを活用してください。ただ，言ったからといって行動が修正できるかどうかはわからないという考えを持っていてください。

A3. 借金の告白をしたということは，解決に向けての良い機会が来たと受け止め，今からなにができるかを探しましょう。離婚については親としての希望はあるでしょうが，夫婦で決めることだと考えたほうがいいのではないでしょうか。お孫さんの「幸せ」についてですが，両親が離婚したから子どもが不幸になると決めつけないようにしましょう。人にとって幸せとは何かということは非常に深い問いです。現象面だけで判断せず，多面的に考えてみましょう。

A4. ギャンブルしない，できない環境作りのために今できる

最大限のことをやりましょう。それをしたうえで、今あなたが直面している「不安」に対処しましょう。つい相手の行動を聞いてしまうのは自分の不安を解消するための行動だと思います。監視したくなるのも同じ理由からでしょう。聞いたり、監視したところで決してその不安は解消されません。それどころか逆に不安は不安を呼び、さらに強くなるでしょう。ここは考え方を整えましょう。「やるべきことをやる。そのうえで、なにか問題が出てきたらそのときに対処する」という考え方が大事です。不安を自分ひとりで抱え込まないようにしましょう。家族会や勉強会に出ていくことで解消されるかもしれません。

A5. 子どもさんが何歳かで話す内容が変わってきますが、大切なポイントは2つです。1つはギャンブル依存症は回復する病気であること、回復に向けてやっているのだということについて説明してあげることだと思います。もう1つは本人が自分たちにとって大切な存在であるということもしっかり伝えましょう。

A6. ギャンブル問題解決のための行動を2年続けていることをどう評価するかというのは年数だけで判断するのは難しい問題ですが、ギャンブルからの離脱直後ではありませんので、お金の渡し方について本人とじっくり話して決めたらよいと思います。2年経過していますので、お札をもったからギャンブル衝動が起きるとは考えにくいのですが、その辺も含めて本人に聞いてみたらどうでしょうか。話し合って決めたやり方で問題が起きたら修正するという考えで良いと思います。

A7. 本人の言うことを信じるかどうか、と問題を立てないほうが良いでしょう。本人が正直どう思っているのかは聞けばいいと思いますが、その時本人の言うことをどう聞くかということの方が大きな課題です。家族が直面せざるを得ないやっかいな課題です。その時に「本人はそう

思っていると言っている」という聞き方ができればいいですね。そこに「言っていることが事実かどうか」という疑問を入れないで聞くという聞き方です。かなり難易度が高いです。ギャンブル問題の場合，かなり後になって「あの時の言い分は嘘だったのか」とわかることがあります。こういうことが繰り返されるとすべてのことに不信感を抱いてしまいかねません。とても苦しいことです。こういう事態を回避するため，上に書いた聞き方の練習をしてみましょう。

A8. 問題を整理しましょう。ギャンブル脳がフル稼働しているときは，ギャンブルが一番になってしまいます。価値観が歪みます。お金では買えない，かけがえのないものの価値がわからなくなってしまいます。それはギャンブル脳のしわざです。まずは，ギャンブル問題の理解を深める努力をしていきましょう。あまりに問題が大きすぎると，目が回ってしまいます。実行可能な目標を設定してそれをクリアしていきましょう。家族会や勉強会への参加を続ける，という目標はどうでしょうか？

A9. ギャンブル依存は説教や説得で修正できるレベルのものではありません。パチンコをまだしているようなら，今はゲームのことは横に置いておいて，ギャンブルできない環境作りを1つでもできるように考えましょう。

A10. ギャンブルを止めるとき，アルコールは飲まない方が断然良いです。ギャンブルを止め続けるために最も活用しなければいけないのが頭脳，その中でも前頭葉の機能です。ギャンブル脳が暴れているときには前頭葉が衝動をコントロールできなくなっています。ギャンブルから安全に離脱するためにはギャンブルへの刺激にうまく対応しなければなりません。再発は刺激によって再びギャンブルにもどってしまうことがきっかけで起きます。理性的で現実的に物事を考え，先のことも計算に入れながら

判断する機能を持つ前頭葉を大事にしましょう。アルコールは前頭葉の機能を悪化させます。同時に，人を衝動的にします。普段帰宅するときにパチンコ店の看板を見ても何も感じなくなっていた人が，職場の飲み会で少し飲みすぎた帰りにパチンコ店のネオンを見てパチンコの衝動が湧いたという例もあります。理想的にはまったく飲まないのが良いです。どうしても，と本人が引き下がらない場合どうするかも考えておく必要がありますね。その時に目安にしてほしいのは，『健康を害さない飲酒量は1日1合以内，週に4日以内』です。酒好きには非常に少ない量だと思います。ギャンブルに費やす金額（月額）についても，将来弊害をもたらさない範囲のギャンブルとは『1カ月の収入の1パーセント以内』というデータもあります。レクリエーションとしてのギャンブルがあるとすれば，この範囲を越えないということです。

ギャンブラーの不思議な生態 ⑦

『殺意と優越感』

　背中合わせに何十とパチンコ台が並ぶ店内。その通路には欲望やさまざまな激しい感情が渦巻いています。あるギャンブラーに大当たりが出て，溢れるように出てくるパチンコ玉を箱に移し，満杯になった箱を足元に山積みしていきます。パチンコをやり始めた頃はただ大当たりがうれしくて，有頂天になっていました。ところが，何度か大当たりを経験しているうちに横や後ろからの熱い視線を感じるようになってきました。今までのパチンコ歴でたった1度だけの経験ですが，あまりに玉が出るので，周囲の人やホールのスタッフまでが見に来て，おお～，スゲ～と口々に言うのです。そのときの何とも言えない誇らしい気持ちは社会人になってからは全く味わったことがなかったものでした。ひょっとしたら生まれて初めてだったかもしれません。幸福感，満足感，優越感，なんと表現すればいいのかわからないほどの心地よい気分が身体中に充満した経験は思い出しただけでも体が震えてきます。

　ところが，当然のことながらそんなことはめったに起きることではありません。たいていは勝っても微々たるもの，いくらお金を突っ込んでも全く当たりが来ないときのほうが多いのです。負けが続き，借金までしてしまいました。利子だけでも返済しないとヤバイぞ，今日は絶対に勝たないと，と思ったときほど無情にもパチンコ玉はどんどん減っていきます。そんな追い詰められたときに視野の隅に見えてくるのです，足元にパチンコ玉を山積みしているギャンブラーが。強烈な嫉妬が胸を焼くのがわかりました。オレがこれだけ負けてるのに，なんて奴だ。しかも，えばりやがって，なんだ！　あの態度は。あんな奴には天罰が下ればいいんだ！

　外から見ただけではわかりません。しかし，あの通路には強烈な感情が飛び交っているのです。

再発を予防する

再発を予防するためのポイントです。

①スリップを予防するために家族ができること。
②スリップしたときに,スリップに留めるために家族ができること。
③ギャンブルしない生活を強化するために家族ができること。

1. スリップを予防する

　処方箋⑤を徹底すること,不備が見つかったときにはその都度対処すること(これくらいは大丈夫だろうと自分で判断せず,どんな些細に思えることでも相談しながら対応していきましょう),ギャンブルを止めるための本人の努力を認めて強化することによってスリップを予防しましょう。

　『予防＝厳しく監視する,油断が起きないように常に釘を刺しておく』と考えやすいのですが,この方法は逆効果です。『本人と家族が協働してギャンブル脳が賦活しないように気を配ることが効果的』だと考えてください。

　CRAFTを活用したスリップ予防に効果的な対応法を紹介します。

悪い例	良い例
隠れてギャンブルしようっていう気は起きてないでしょうね！	ギャンブル脳が動き始めた気配がしたら教えてね。一緒に対策を考えましょう。
暇があったら携帯電話触っているけど，ギャンブルのサイトを見てるんじゃないでしょうね！	ギャンブル予防で一番大事なのは暇対策だって教わったよね。暇なときにやってみたらいいリストでなにか探してみる？

2. スリップから再発に発展しないようにする

　なにかのきっかけでスリップしても，そこから本格的な再発に発展しないようにすることでスリップは回復のための貴重な経験になります。スリップはどんなきっかけでギャンブル脳が動き始めたのかについての貴重な情報を提供してくれます。1つの刺激では大丈夫でも，2つ3つと重なったときにスリップが起きてしまうことも多いです。今後，何に注意すればいいのかを教えてくれます。スリップしないに越したことはありませんが（数カ月ごとにスリップするうちにそれが癖のようになってしまうということも起きます），最悪再発につながらないようにしていきましょう。

　ここでも叱責や責任追及という方法ではかえって再発率を上げる結果になってしまいます。対応の例を挙げます。

悪い例	良い例
もう二度とギャンブルしないって約束したよね！　それなのにどうして約束を破るの？　やる気がないわけ？	スリップしたのはショックだわ。でもどうしてそうなったのか，調べて分析してみましょう。
どうしてあなたは自分でブレーキをかけられないの？　止める努力をする気がないの？	残念だわ。でも，今が大事なときなのね。今度相談に行ったときに，今後どうしたらいいのか聞いてみましょうよ。

腹が立って,相手を罵倒してしまいました。どうしたらいいですか？

罵倒してしまったら,その時はその時です。決して罵倒した自分を責めないでください。言ってしまったら言ってしまったでいいのです！「やっちゃった！」で終わらせましょう。気持ちが落ち着いたら,前頁の例を参考にしてリセットしましょう。そして,今度は繰り返さないように努力しましょう。

● 再発のサイン

これまで続けてきた回復のための行動を本人がやりたがらなくなったり,それに不満を言うようになったり,「仕事が忙しいからミーティングには行けない」などのやらない理由を言うようになると,これらは再発のサインだと見た方がいいでしょう。しかし,これまで説明してきたとおり,「姿勢が甘くなっている。そんなんじゃまたギャンブルにもどってしまうぞ」と厳しく叱責するのは効果的な方法ではありません。CRAFTを活用して「最近,わたしの目からはあなたの姿勢が甘くなっているように見えるんだけど,自分ではどう思う？」という言い方で対応してみてください。そうすれば家族の目からはそんな様子に見えるという事実が相手に伝わります。大事なのは軌道修正につながる行動です。

3. 健康的な部分を強化するという考え方

● 健康的な活動を強化する

実は,最も効果的な再発予防はギャンブル以外の健康的な活動を強化することです。これまで問題行動が続き,被害が大きいとどうしても問題行動ばかりが注目されます。もちろん,その行動を止めることは重要な課題ですが,本当に安定してその行動が止まり続けるためにはその人の健康的な部分,健康的な活動が大切です。「〜すると大変なことになるから,止めておこ

う」というブレーキ機能はもちろん重要なのですが，それ以上にパワフルな回復の推進力は「～な暮らしをしたい」「～なことをしてみたい」「平和で穏やかな生活を続けたい」という指向性や希望です。「不健康な部分を減らしていく，なくしていく」という面しか見なければ，回復を推進する原動力である健康的な部分に光が当たりません。ここを強化することが大事なのだという考えを持つことがまず第一歩です。

　健康的な部分・生活とは何でしょう？　それは「ギャンブルを必要としない」考え方や生活です。ギャンブルに逃避しなくてもよい生き方でもあります。健康的な生活の基本形は人間関係にあります（人間関係の多い少ないは関係ありません）。処方箋⑨で詳しく説明します。

●思っていることを伝えあえる関係性

　思っていることをオープンにできる関係性こそ健康的な活動を支える最も重要な要素です。ギャンブル問題が続くとこの関係性は破綻してしまいます。これまで嘘をつかれて生じてしまった不信感を家族が払拭するのはたいへんなことです。本人は本人で自分がやってきたことを冷静に見られるようになるにつれて，自分が家族にしてきたことへの後悔や反省が生まれてきます。ギャンブルが止まり始めたとしても，関係は簡単には元通りにはなりません。これをいかに再建していくかはとても大事なことなのですが，時間がかかります。これまでギャンブルしないように監視したり，ギャンブルを止めさせるために使ってきたエネルギーをこれにつぎ込んでほしいのです。まずは自分が思っていることを相手に伝えるスキルを身に付けることから始めましょう。

　第3章で説明した新しいコミュニケーションの仕方を根気強く続けて行きましょう。特に「自分の感情を言葉にする」技術が役に立ちます。

　まずは，言葉にして相手に伝えることから始めていきましょう。

4．不測の事態に備える

すべての事態に備えることは不可能ですから，少なくとも「何か困ったことが起きて，自分で判断できなければ，必ず相談する」ということができればいいですね。

家族にしてほしいことをまとめます。

- 相談を続ける，何かあったら相談する。
- 理解を深めるために家族会，自助グループ，勉強会などに参加する。

参考までに；当院（藍里病院）での試み

当院には数年前から，年間50件を越える新規のギャンブル問題の相談があります。大半が家族からの相談です。現在の当院での援助方法を紹介します。

①初回の面接はすべて私（吉田）が行います。まず，現状とこれまでの経過を詳しく聞きます。そのケースに合わせて，今から実行したらよい行動について提案し，説明します。本人が受診していなければ，次回にご本人も一緒に受診できるようになるには具体的にどんな対応をすればよいのかを提案します。

②本人が受診すれば，本人から話を聞いたうえで，本人・家族と相談しながら今後の方針を決めていきます。具体的には金銭管理，借金対策，ミーティング，カウンセリングなどの内容です。

③本人が受診しない場合は，個別CRAFTプログラムを希望される家族にはプログラムの予定を立て，開始します。その過程で本人が受診すれば，②の段階に入ります。

④家族には当院で開催している「依存症家族勉強会」への

参加をお勧めしています。毎月第4土曜日午前10時から行っている勉強会は，60分を依存症の理解と対応についての私の講義と30分のCRAFTを使ったコミュニケーション術の練習という構成になっています。家族の方の感想で多いのは，「一度話を聞いてわかったつもりになっていても，実際の場面では実行できないことが多く，繰り返しの練習が必要だとわかった」，「その時はよく理解できなかったが，勉強を続けていくうちにわかるようになった」という内容です。「本人のギャンブル問題のために勉強を始めたのですが，やっていくうちに自分のための勉強になってきた」という感想も多いです。家族の方にぜひ読んでいただきたい推薦図書も毎月紹介しています。

　家族勉強会のお知らせ（毎月更新しています）と参加した家族の感想集を紹介しておきます。過去のものは当院のホームページで見られます。

社会医療法人 あいざと会
藍里病院
〒771-1342 徳島県板野郡上板町佐藤塚字東288の3
TEL（088）694-5151／FAX（088）694-5321
URL http://www.aizato.or.jp/

第4章 ギャンブル問題解決の処方箋

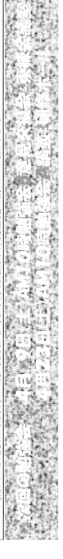

2016 4月 依存症家族勉強会のお知らせ

治療ギャップ

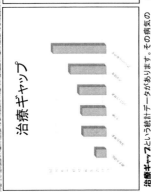

治療ギャップという統計データがあります。その病気の人の何％が受診していないかというのが上のグラフです。一目瞭然ですが、アルコール依存症の場合、ほぼ90％の人が受診していません。これは病気が軽いから受診していないわけではありません。なぜかというと、問題が起きているのでしょうか？自分の問題を認めたくないという面もあるでしょう。同時に依存症は意志の問題でもあるため、止めなければからだ、止められないのは自分が意志になれないからだ、止められない責任は自分でなくどちらを大きく影響するとしても自己責任には強くやや人格の問題だという考えからどこか依存に対しては攻撃的になりがちです。治療が必要だから受診するしのべられることがしにくい図式が依存だからさらにどんどん遅くなっていきます。

10代の脳

- 2度目の「0〜3歳」発達可塑性配線
- レミニセンス・バンプ記憶の格別な鮮明さ
- 報酬系/対人系
- 大脳辺縁系〜前頭前皮質〜配線の成熟
- 報酬に対する過敏感受性危険は見分かられる
- 感情的過敏性怒鳴っても言いたいことは伝わらない

先月から引き続き10代の脳の話です。脳は後ろから前に向かって成熟していく、前頭葉の成熟は25歳まではかかるということです。特に10代の脳は2度目の0〜3歳と言われるほどで、ホルモンの影響を受けつつ大きく変化していきます。その後、脳の各部の連絡配線ができてますが、まだまだ未発達な段階です。この時期の脳は報酬に対して非常に過敏です。危険なことはわかっていても、刺激を求めてしまいます。同時に対人関係にも敏感になります。逆にブレーキの機能はまだ強くありません。感情にはありません。物事を客観的に眺める能力しいこと言われたことの内容ではなく「叱られた」ということしか頭に残りません。依存症脳とも言えなくはありません。

どっちがいい？

あんたまた嘘ついてると   私にはその話は
か！！   聞こえるんやけど

そんな話みたいな話、誰   その話はどうなるかわから
が信じますか？   ないけど信じらわしいやけど

もうちょっとまっと吟ってきたらどうかな！

どっちがいい？の課題です。相手の言うていることが疑わしいとき、どう伝えたらいいかが、相手を攻撃してキャンという言わせなきゃいけない左側の言い方が効果的ですが、もちろん、無根ならかハイハイになりますし、もう嘘ついていないという気持ちがが相手に伝わるには、その上のような伝え方が方がが伝わります。

依存症からの回復には健康的な部分を強化する方法があげです。相手を責めた、圧力をかけがけても行動は変わりません。ただ一人一人意志を持った存在です。相手の意志に働きかけることでその事実を無視しては、意志を変えることはできません。

勉強会A 講義形式での勉強会です。アルコール依存症やギャンブル依存症、薬物依存症などの依存症について、講義を用してわかりやすく説明していきます。家族がどう対応したらいいかがポイントです。

勉強会B 勉強会Aでは質疑応答に時間がとれません。疑問がたくさんあろうと思いますが、問題などについて、もっとつっこんだ話などができればと思っています。他の家族の方の話も聞いてみたいと思われる方もぜひ参加してください。どちらの場合もしまりにあまりまして、家族会とと集まりて言う方のがいいかもしれません。

今回の勉強会は、4月19日主人のAMの時間中止させて頂き最終週火曜昼開催
4月23日土AMの時間中止させて頂きました申し訳ございません！！

室星石病院

依存症家族勉強会　感想集　3月26日

- 自分の過大評価=自分のこと、不当に低い自己評価に、深く考えさせられます。いつも参考になるお勉強会ありがとうございます。問題にぶつかりそうになるとしばらく休息をとって、気長に勉強を続けていきたいと思います。いろいろお話を伺うことでいろんな方の経験が自分の学びになって、全体的にお話のお上手なお父さんの話の考え方や姿勢にとても感動し、自分も身近な方々にもそのように願ったくさんの先生のお話を聞かせていただきました。動物愛護につとめています。先生が開催を受けました、パワーをもらいこの先もっと感謝の気持ちを忘れずに、私もやさしい気持ちで生きていきたいと思いました。今日もたくさんお話がありがとうございました。

- Q&Aということでの対策方法が、勉強になります。依存症をやめる目印を促すため、手助けが必要だということを、勉強になりました。これからも自立を手助けしていきたいと思います。ありがとうございました。
- ずいぶんと勉強に出ているからか、先生の話が身についてきたのかなと、ありがとうございます。
- はじめて参加しましたが、今後継続していろいろ受講したいと思います。大変参考になりました。
- グループのことなど、ダルクのことなどパンフレットで見ることができます。勉強している様子です。以前ミーティングに参加していたことがあります。
- 早く借金を返済してしまいたいと焦る気持ちがありました。そのとおりと思いました。今回のお話も大切なお話を聞かせていただきました、祈りの姿勢が相手に伝わるのではないでしょうか。

- 私はま、自分の人生に向かってこうしていこうと思うようになりました。その人人へ、一人ひとり人生のこと、みなさん入りようにこうしようと思っています。
- 初めて参加するというのが、今後とも宜しくお願いします。
- ギャンブル依存症は決して治らない、くり返すことが多いことが本質にありますが、授業すみません、これから、対応にいろいろ器用していけたらと思っております。
- 大勢の方々、実いい声を出しながら参加しているはずで、ともかく、先生のお話の一部分を育ていければと感じました。
- 先生のお話もわかりやすくて、続けて来たいと思います。ありがとうございました。
- 転勤でお父さん一人暮らしをするようになり、以前だったらとても不安で不安でしょうがなかったと思いますが、勉強会で学んだおかげで、今安で自業を出して送り出すことができ、何かあればその時に対応していきたいと思っています。

- Q&Aについて、ですが、私の家はまえて56代目の農家(兼業)でます子も跡を継いでくれる事に当たり前ではないという考えがなかったなあと感じなことでした。子も就農へとい、私たち夫婦は田舎のよさを広めたい、息子は都会のよさを広める、つまり逆のようにも思います。自分も跡をこかれるようになって、今息子に生きることに、生かされていることの幸せを伝えるようになりました、バリアーをかけてしまっていたのにそれも感謝を受けることを、私たちのように願ったくさんの講義に参加しています。
- 自画自賛ではなくもちろん自身を評価する自信の重要性もかかえてました。●自画自賛、再度意見したいと思います。
- いろんな場面で相手にどう伝えるかをやと思ったりもりつを感じながらいます。
- いつもお話きいていろいろな話が聞けて、大変参考になりました、今後も続けていきたいと思います。
- 大変な病気だと私たちにとって、少し勉強の時が出来ました。
- 自分の人生の大切な場所に話をきかせていただき、その通りだと思います。そのお話が大切なものに伝えるものはないでしょう。

- 子どもの人生の大海原で相手になる、ギャンブル依存・障害と息子の人生を変容するのが目と思う私は人生の中で今日ぐらせの経験こそ答え、祈っています。ありがとうございました。
- 自己責任の問題について、納得いたします。不当に低い自己評価をしがちですが、ズバリ心にあたるところもあり、自分自身の問題に客観視する必要が生まれてきて、今日もとても参考になっておりました、この大切なお話を聞いてから、大切なことを、皆さんのお話から元気をもらうことです。

- 息子の借金依存症がですが、国の施設に入りました。親として精神的な弱みがあり、息子さま依存症で結果は受けていることを感じ、隣の味の先進国人に、どうにかで考えず、いくらでも、依存症のだと同じくやってやりたいと思っています。
- ファンタジーなので、この考え方は人生を交えてるんなです。先生の講義、エレンダーと最後の親のおだちろしろという考えが、人生を変ずっていることが、参加するとやっぱり人もと思えることが参加できることが動きを強んだと見えてきます。これなどGAAで皆が出ても感じています。いつかもグラウンドで話でしょうかと少し思いました。

- 大変勉強になりました。いつも勉強させていただいていつもお気に入り気持ちになる気がします。
- 除子のことで、口に出すや、るかを読み出すのですが、ここにむになった内容ですが、息子たちの、中郊を取るをなきている人がすがおたい、息子だとしたい、母がバラバラして分は何人数の人に、結果、何かの側面はたなかなと気づきました。何かあっても、そうすきりりそしているように考え、ちょうど通という行動できる言葉のようでもし、心ももおうと食べやるようと言えてもって食べていくつもりっと、何日ゲアードから笑顔のひとの最近返答できるとことをやり、自転車ですと思います。母これ自体も食べてあげるもうと、そうです、私ももそんな笑顔しています。私たちはそのまらずな気持を、今はコンクリートを見えていたら色ない気持ちです。

- 前回、休みましたが、先生の講義を聞ず、大変良かったです。今回の発表について、この回から自業関をうまけて家族と先生を同じに、再度勉強されている皆様もがきがでいで、夫りないように平隣もで売いてからしとご返答ください、本当にそうだき思います。息子が治るかな、どうか正しい対応が出来るため努力していないと感じていないとに、今日も貴重なお時間をたかがありがとうございました。いつまでにいれば変わるかのとり気が必要な事をはすめ、母は、高なと両親母の変化で家族の変への気持を通ってきたります、自分の決断をして目指て家族が聞くでに多つめてください、借金のご返却について、こんな話までとできただくべきと返却しなければないきい気持でしまいます。

5，推薦図書

ギャンブル問題の理解を深めるのに役立つ図書を紹介します。

書籍名	著者	出版社	推薦理由
ギャンブル依存症	田辺等	生活人新書	2002年発行。著者は北海道立精神保健福祉センター所長で，長年ギャンブル依存症のグループセラピーを続けています。その経験が詰まっている書です。
やめられない〜ギャンブル地獄からの生還〜	帚木蓬生	集英社	日本のギャンブル依存症治療の第一人者です。豊富な臨床経験からギャンブル問題を解き明かした名著です。
ギャンブル依存とたたかう	帚木蓬生	新潮選書	上の本の前に書かれたもので，これも一読を。
ギャンブル依存との向きあい方	ワンデーポート	明石書店	ギャンブル依存症回復施設ワンデーポートの実践から生まれた本。発達障害を持った人への具体的な援助の仕方が詳細に書かれています。
私，パチンコ中毒から復帰しました！	本田白寿	中公新書ラクレ	当事者が書いたギャンブルから離脱するための指南本です。著者自身の経験から医療とGAには否定的ですが，実践的で具体的なアイデアが満載です。
どうしても「あれ」がやめられないあなたへ 衝動制御障害という病	ジョン・グラント	文藝春秋	ギャンブル依存症と呼ぶ前は衝動制御障害の一疾患でした。買い物依存，病的窃盗など行動のアディクションについて書かれた本です。翻訳本は絶版になったようで，手に入れにくいですが，一読の価値はあります。
人はなぜ依存症になるのか 自己治療としてのアディクション	エドワード・J・カンツィアン	星和書店	依存行動＝問題行動という見方がいかに乱暴であるかが良くわかる本です。
「やめられない心」依存症の正体	クレイグ・ナッケン	講談社	依存症のメカニズムや心理について理解を深めるには良い本です。
依存症	信田さよ子	文春新書	他にもたくさん著書がありますが，依存症の理解が深まる名著です。
依存症と家族	斎藤学	学陽書房	依存症と家族について理解を深めるには最適の本です。ほかにもたくさん著書があります。
臨床心理学 増刊第8号——やさしいみんなのアディクション	松本俊彦編集	金剛出版	アディクションは何か？から，医学的基礎知識，実践的な治療・援助の実際まで広く浅く，わかりやすく書かれた依存症理解のための最適ガイド。

ギャンブラーの不思議な生態 ⑧

『最高の居場所』

　初めて先輩に連れてこられたパチンコ店はうるさいのなんのって。パチンコってパチンコ玉の音だけかと思ってたんすよ。とんでもなかったっす。当たりが付いたときの音と光の攻撃には参ったっすね。流行のアニメの音楽だってガンガン鳴るし，パチンコ台でしか見れないタレントの演出だってあるんすからねえ。驚いたっす。隣で打ってたオジサンの話だと，昔777が出たときは「ウルトラセブン」のテーマソングが流れる台もあったって言うんすよ。オジサン，車運転してて，ラジオでウルトラセブンの主題歌が流れたら，仕事の途中でも仕事ほっぽってパチンコ店に直行したって，笑ってました。すごいですよねえ。オジサンが一番ヤバイ歌は「てんとう虫のサンバ」って言ってました。あれがかかるともう絶対パチンコ行く！　もう逃れられんのやって言ってたっす。ホントすごいっすね，パチンコの威力って。

　オレ，タバコを吸わないから，店内は煙もくもくで，最初の頃はすぐに頭が痛くなったんすよ。15分で店出ました。でもまあ，先輩に誘われるんで，断るのもなんかなって思って，つきあいで何回か行ったんすよ。するとっすね〜，5回目くらいからけっこう慣れてきてね，音も臭いも気にならなくなってきたんすよ。不思議っすね。スロットのやりかたも教わってだんだんわかるようになってきて，オレ「目打ち」なんかすぐできるようになって，だんだんおもしろくなったんすよ。最初の頃って妙に勝つんすよ。仕事でひと月に稼ぐ金を1日で稼いだこともあって，オレ，スロットの天才？って本気で思ったっす。仕事に行くのがアホらしくなったっすね。これで稼げるんだからって。オレって仕事，接客業じゃないっすか。アホな客相手にへいこらしないといけないっしょ。そんなのもアホらしくなってきてね。オレ，スロットで生きてやる！　なんて決心したんすけど，そうは甘くないっすね。なかなか勝てなくなってきて，すると逆に熱くなるじゃないっすか。負けを取り戻そうって。それからはまあ，いろいろあったんすけど，仕事で嫌なことがあったり，借金のこと考えて暗〜くなったり，親とパチンコのことでゴタゴタあって気分がむしゃくしゃしてても，パチンコ台の前に座るとですね，気持ちがすーっと落ち着くんすよ。なんもかんも忘れてスロットに集中できる

> んすよ。もう，あの音と光の洪水と，タバコくさ〜い臭いが最高っすね。オレにとって，一番気持ちが落ち着く空間っす。ほかにそんな場所？ あるわけないじゃないっすか！

脳の回復を促進する
※本人が実行すべきこと

　ギャンブル脳の回復についての処方箋です。ギャンブル脳は嘘・借金を二大症状としつつ，さまざまな問題ある思考や行動を引き起こします。これらの問題は「本人の意志が弱い」からではなく，ギャンブルのコントロール障害が脳内で起きているからなのです。このギャンブル脳を健康な脳にどうやって回復させていくのか，その効果的な方法などについて説明します。脳の回復は本人が実行していくことなのですが，このことを家族が理解しておくことが大切です。

1. ギャンブル脳の回復についての要点

●ギャンブル脳から健康な脳へ回復させる目標

　処方箋⑤で説明したギャンブルできない環境作りだけではギャンブル脳は充分には回復しません。単にギャンブルを止めているだけです。回復の目標は「現金を所持してもギャンブルに使わない，健康的な生活を選択してお金を使う健康的な脳を作る」ことにあります。

　ギャンブル脳を回復させる薬物治療は残念ですが，今のところありません。これから説明するいろいろな方法で考え方，感じ方，行動を変えていきます。それによって脳を回復させるのです。

●回復を促進するものと，邪魔するものを見分ける

　回復を促進するものは何といっても健全な人間関係です。そして，ギャンブルのない生活環境・習慣です。回復を最も阻害

するのはギャンブルがらみの人間関係を続けることであり，ギャンブルの要素をもった生活環境・習慣です。ギャンブルが介在しない人間関係を時間をかけて築いていくことが脳の回復にとって最も重要です。家族関係は極めて重要な要素です。借金や嘘で被害を受け，傷ついてきた家族はどうしても二度とギャンブルをしてほしくないために，本人に厳しく当たりがちです。これまで嘘をつかれてきて，もう何を言われても信じられないという気持ちになるのも当然です。しかし，安定した回復のためには厳しさよりもサポートの方がはるかに大切です。これは家族にとってはたいへんな努力がいることだと思いますが，念頭に置いてほしいことです。

● 回復を促進するもの

　ミーティング，カウンセリング，規則正しい健康的な生活などがあげられます。ギャンブル問題の相談先もそうですね。わからないことや困ったことを相談できる相手です。ミーティングの重要性は後で説明します。ミーティングが合わない人もいますので，一人一人に合った回復に役立つものを見分ける必要があります。一律に考えないようにしましょう。

● 回復を邪魔するもの

　現金，ギャンブル情報，暇（ひま），不健康な生活などです。「実際にお金を賭けないからテレビの競馬中継やインターネットのパチンコ動画は見てもいいだろう」と考えるとたいへんなことになります。ギャンブル情報はギャンブル脳を賦活させます。自由に使えるお金ができるかもしれない，といった可能性すら初期の回復を大きく阻害します。

　暇の対処法は現実的には最も大きな課題です。暇とギャンブル衝動は連動しています。時間があるときに散歩する，ジョギングする，釣りに行くなどいろいろやってみてほしいのですが，これには努力を要します。できれば体を動かす活動がいいです

ね。参考までに活動のリストをこの処方箋の最後に用意しておきました。

● **表面上の問題がなくなっても，油断しない**

　回復のための行動が始まり生活が安定してくると，ギャンブルの欲求をほとんど感じなくなったという人は多いのですが，ここで油断してはいけません。ギャンブルできない環境を作れば欲求や衝動が表面に出なくなるのは当然のことです。「欲求を感じなくなったから，もう大丈夫」は最も危険な考えです。そう簡単にはいかないものだと考えてください。環境が変わればあっという間に衝動が出てきます。最終目標はどんな環境でも衝動が湧かなくなることですが，早い判断は禁物です。

● **やるべきことをやり，あとは余計な心配を避ける**

　自分をギャンブルから遠ざけて，脳の回復のために役立つことを実行し始めたら，淡々とそれを続けましょう。それが秘訣です。家族にとっては特にそうです。家族の不安は簡単に消えません。しかし，その不安が恐怖を生むと余計な言動や厳しい対応に発展してしまいかねません。無理やり本人をなんとかさせようとすればするほど，本人は嘘・ごまかしの世界に入ってしまうものだ，という考え方を思いだしてください。

● **ギャンブルが止まっている＝脳が回復，ではない**

　脳の回復は外からは見えません。環境のおかげでギャンブルが止まっているのか，脳が順調に回復してギャンブルが止まっているのか，見分けがつきません。ここが経過の見方で最も難しいところです。回復の速さは個人差が大きく，一般的な基準が誰にでもあてはまるわけではありませんが，3年間かけてゆっくり脳は回復すると考えましょう。それまではやるべきことを手抜きせず淡々とやっていく，というのが回復への秘訣です。

2. 回復を促進するように生活を変える

●毎日お小遣い帳をつける

　ギャンブルしている間に金銭感覚は大きく歪んでいきます。その歪んだ金銭感覚を正常にもどす方法の一つが毎日小遣い帳をつけることです。毎日使ったお金をその日のうちに記録していきます。1円まできっちり記録します。この時にレシートを貼っていくのもいい習慣になります。毎日コツコツこれをやり続けると，経験的には2〜3カ月で金銭感覚が正常範囲にもどってきます。毎日やることが，ポイントです。

●暇(ひま)対策

　ギャンブルに費やしていた時間を何に使うかです。意識して努力しなければ安易な方向に流れていってしまいますので，ギャンブルを止め始めた早い時期からこの対策を考えることが大切です。ギャンブルさえしなければ何をしていてもいい，という考えは安定した回復をもたらしません。ギャンブルを止めることが人生の目的ではありません。ギャンブルのない生活でどんな生活，どんな人生を目指していくかということが究極の目的で，この課題に暇対策は直結しています。ギャンブルに慣れ親しんだ脳は強烈な刺激でなければ反応しなくなっています。その脳の感受性を豊かに変えていくのも暇なときに何をするかにかかっています。意識してこのことにエネルギーを費やしてほしいです。

●クロス・アディクションに要注意

　依存対象がつぎつぎと不健康なものに移っていくことを「クロス・アディクション」と言います。ギャンブルは止めたが，アルコールを飲むことが多くなったということになれば，アルコールによる弊害が新しく起きる危険性が大きくなります。一つのことにハマった脳は他のことにもハマりやすいのが特徴です。

●宝くじ, ロト6などもダメなのはなぜか？

労せずにお金を手に入れるという教えや行動を生活から取り除くことが必要です。「宝くじくらいいいだろう」と考えると痛い目に会います。もしも宝くじが当たったときにどうなるかを考えてください。途端にギャンブル脳が賦活し始めるでしょう。危険なことからは身を遠ざけておくのが賢明です。

●情報管理

一切のギャンブルの情報を遮断することも重要です。ギャンブルの刺激を脳に与えないためです。徹底することが大切です。コンビニのパチンコ雑誌，新聞のチラシ，スポーツ新聞の競馬や競艇の記事，ネットの動画，テレビ番組などなど，情報源は実にたくさんあります。「実際ギャンブルをやらなければ問題ないだろう，金さえ賭けなければいいだろう」という考えは極めて甘いと言わざるを得ません。脳に余計な刺激を与えてはいけません。刺激が蓄積して一定量を越えるとギャンブル衝動が発生し，再びその人を支配し始めます。避けにくいのが職場での雑談でギャンブルの話題が出ることです。その場を離れるとか，ギャンブルで痛い目に会ったのでもうやめたのだと打ち明けるとか，実行できそうな方法を考えましょう。脳の回復が進めば，そんな話も気にならなくなっていきますが，初期のころ（特に最初の1年）は強い刺激になります。

●自助グループのミーティングに出る

ギャンブル依存症に有効な薬物治療はまだありません。週1回以上の自助グループのミーティング（ギャンブル依存症当事者がギャンブルを止めるために集まって体験を話し，聞く集まり。GA；ギャンブラーズ・アノニマス）への出席が最も効果的な回復の手段です。ギャンブルに依存した脳を落ち着かせて理性的な脳の力を回復させるためには，最低週1回ミーティングに出ることが必要です。ギャンブルを止め続けるためにそれ

を継続していきます。

　ミーティングの効果を最大限得るためには，自分の経験を正直に語ることと，他の人の経験を素直に聞くことに尽きます。ギャンブルしたくなったら正直にそう語る，スリップ（ギャンブルをしてしまうこと）したときは正直にそれを告白することが大事です。ギャンブルをしていたときは嘘だらけの生活だったはずです。その生活をこの方法で180度転換していきます。

- ミーティングで大切なことは，①続けること，②最低週1回のペース，③正直さの3つです。
- 最初は苦手だな，行くのがおっくうだなと思っても，まずは3カ月続けてみてください。
- 人前で話すのが苦手だ，嫌だということもそのまま話すといいですね。ミーティングでは誰にも批判，非難，叱責されることはありません。偉い人が自分の経験をひけらかすような場所でもありません。ギャンブルを止めている期間の長い人が偉くて，短い人は発言権がないというような場所でもありません。同じ立場の人が集まって，自分の回復のために語り，聞く場です。自分の体験が他の人の回復に役立つ場です。
- ミーティング会場の見つけ方はインターネットでGAを検索すれば会場案内が見つかります。巻末に会場の一覧を載せてあります。
- ミーティングがどうしても合わない人もいますので，専門家と相談しながら進めていきましょう。

● **特にギャンブルと借金・お金のことについて正直になること**

　作った借金の金額をごまかさないことが回復の第一歩です。ここが徹底できないためにちょっとしたきっかけでギャンブルに戻ってしまいます。数万円の借金でも残しておけばそこからまた必ず再発するのだということを肝に銘じておいてください。

ギャンブルをしたくなったとき，あるいは実際にしてしまったときには正直に告白することが鉄則です。ここで嘘をつくと，ここから崩れ始め，本格的な再発が待っています。

● **カウンセリングを受ける**

信頼できる専門家のカウンセリングを定期的に受けることも安定した回復を後押しします。カウンセリングの中で自分の心をオープンにすることによってたくさんの良い効果が得られます。ここでも回復の鉄則である「正直さと素直さ」が重要ポイントです。カウンセリングで嘘やごまかしが残っている間は回復は得られません。ギャンブル問題解決の最後の心理的なハードルは「バレなければ，言わなくてもいいだろう」という考え方です。ギャンブルしている間の嘘・ごまかしはこの間違った信念（それがあることさえおそらく意識はしていないでしょうが）が生み出しています。正直さが回復のカギであるという理由はここにあります。ミーティングやカウンセリングで正直に話す実践を積み重ねていくことでこのハードルをクリアしていくのです。

カウンセリングはそれ以外にも，誤解や勘違いを修正する場でもあります。職場や家族関係などで溜まった愚痴を言える場所でもあります。カウンセリングの良い面を上手に活用してほしいと思います。

3．家族のサポートとは？

何と言っても家族がギャンブル問題の理解を深めること，対応のポイントをつかむことが最大のサポートです。本人が相談や治療につながれば終わり，ではありません。家族も継続して相談や勉強を続けることが安定した回復を支えます。同時に，それはこれまで家族が受けてきたダメージを回復させることにもつながります。家族会，家族の自助グループ，勉強会などに参加することをお勧めします。

※活動のリスト

やってみたい活動リスト
運動
ウォーキング，犬の散歩 ランニング，ジョギング 自転車 水泳 ジムに行く，筋トレする スポーツクラブに行く（サッカー，テニス，野球など） ヨガ，太極拳 空手，格闘技を習いに行く
雑事
庭の手入れ 家事 部屋の掃除 洗車，車の手入れ 部屋の模様替え ファイルの整理
新しい活動
DVDを借りる 映画に行く ライブに行く（コンサート，お笑い，演劇，スポーツ） 本，雑誌，新聞を読む 食事を作る，新しいレパートリーに挑戦する のんびり風呂に入る 銭湯に行く ドライブに行く 日帰り旅行に行く 買い物に行く 動物園に行く （ギャンブルに関係のない）友人に手紙を書く，メールする 海に行く カフェやレストランに行く

やってみたい活動リスト
のんびりと運動する
写真を撮る
釣りに行く
ピクニックに行く
ハイキングに行く
山登りする
日記を書く
ボランティアをする
家族と過ごす計画を立てる
ペットと遊ぶ
ギターを弾く
歌をうたう，カラオケに行く
公園に行く
楽器を習う
美術館に行く
図書館に行く
音楽を聴く
キャンプに行く
パズル，クロスワードをする
模型を作る
絵を描く
俳句を作る
スケッチをする
本の切り抜きをする
木工細工をする
DIYをする
陶芸をする
体験入学をする
英会話，パソコン，趣味などの講座を受講する

※ A Cognitive Behavioral Thrapy Programme for Problem Gambling THERAPIST MANUAL Namrata Raylu and Tian Po Oeiを参考にしました。

ギャンブラーの不思議な生態 ⑨

『期待という名の脳汁(のうじゅう)』

　ギャンブルの欲求が湧くことを「ドーパミンが出てきた」と表現するギャンブラーがいます。何かにハマることと脳内報酬系は密接に関係しています。報酬系の主役を演じるのがドーパミンという神経伝達物質です。ほかにもアドレナリンなどさまざまなものも関係していますが，ギャンブル欲求に関連するこれらの物質を「脳汁」と総称することにします。これがギャンブル衝動を高め，その人の行動を支配するわけです。その作用は複雑怪奇です。賭けて大当たりして喜びを感じるときの快感や興奮があるからギャンブルから抜け出せなくなる，という単純なものではありません。「期待感」が強烈に作用しており，これが非常にパワフルなのです。たとえば……パチンコで有り金全部使い果たした日の夜は「もう二度とやらない！　どうせ勝てるわけはないんだ」とかたく心に決めていても，翌朝になると理由もなく「今日はなんだか勝てる気がする」という気持ちになって金策が始まる，という現象はギャンブラーにはつきものです。この時に脳内で起きていることが「期待」です。負けた経験は忘却のかなたです。大勝ちした記憶だけが脳内をかけめぐっています。そういう「期待」がひとつ。

　パチンコ台に座っていて，ずっと当たりがつかないときにその台から離れられないのもこの期待が大きく作用しています。「ここまで回して当たらないということは，きっと当たりが近いはずだ！」と考えて，次の当たりを待つのです。早々に台を移った後，自分が打っていた台に座った誰かがすぐに大当たりを出したときの強烈な後悔が期待と反応して，脳の中では葛藤が渦巻きます。

　この期待を巧妙にくすぐるのが「ニアミス効果」です。たとえば777と数字が3つ並べば当たりがつく場合，77と数字が2つ続いたときには「ひょっとして～」と大いに期待を抱かせます。3つ目の数字がひとつ違いの6や8が出たときに「おしい！」と思わせます。776も159も同じ外れですが，そうは感じません。当たり一歩手前にいると錯覚してしまいます。そして，さらにのめり込んでいくわけです。

　ちょっとした刺激で脳汁が湧いてきて，どうにも止まらない状態にさせる

のがギャンブル脳の特徴です。借金が発覚し，家族に土下座して協力をお願いし，治療につながり，GAに通い始めて数カ月経ったパチンカーが「パチンコ店の電光掲示板を見ても衝動が起きなくなった」と回復を少し実感した矢先のある日，かつて自分が大好きだったパチンコ台がリニューアルされている広告板を見たとたん，これまでその台で経験してきたさまざまな感情（良い思いをしたり泣いたり妬みに駆られたり天狗になったり）に色濃く彩られた記憶があふれんばかりに噴出し，気が付けばパチンコ店の駐車場に車を入れていた，という実話もあります。脳汁，おそるべし。

ADHDと
ギャンブル問題

発達障害を持つ人がギャンブル問題を抱えてしまうことがあります。過去を振り返って内面を洞察するのが苦手だったり，気持ちをわかちあうことが理解できにくかったり，自助グループになかなかなじめなかったりする傾向の強い人に対して，短絡的に「自覚が足りない」「否認が強い」「やる気がない」と決めつける前に，慎重に生育歴も含めて情報を収集する必要があります。

　発達障害は大まかに広汎性発達障害（自閉症，アスペルガー症候群［ASP］，トゥレット症候群），注意欠如・多動性障害（ADHD），学習障害（LD）と分類されます。現実には2つ以上の障害を少しずつあわせ持つことも多く，発達障害というのは脳の器質的な障害の場所の要素に成育環境などの後天的影響が加わった問題と言えます。ですから一人一人症状が違うと見た方がよいでしょう。成人期までに発見されにくいのはアスペルガー症候群とADHDですが，ここでは特にギャンブル問題と親和性の高いADHDについて説明します。

① ADHDについて

　ADHD（注意欠如・多動性障害）は，脳の発達に偏りのある脳機能障害です。
　症状はほとんどが乳幼児期（1〜6歳）に現れ，その後，多動性などが目立たなくなることもありますが，基本的に影響は続きます。発達の偏りは誰にもあるのですが，独特な言動が極端な形で繰り返し現れる場合は社会生活に支障をきたすことになります。発達がアンバランスで，その程度によって現れ方はさまざまです。発達障害という言い方によって，人格的に欠陥があるというような誤解や偏見が生じることのないようにしたいです。発達障害は次頁の図のように9つの発達分野に分けて見てみると理解しやすいでしょう。生活年齢が10歳の場合，「健常児」なら図のように発達のプロフィールは年齢に見合う形でほぼ10歳レベルになります。多少の発達の凸凹はありますが，さほど大きくないと言えます。発達障害の場合，図のように凸凹が非常に大きいということです。

　注意してほしいのは，発達障害は「ある」か「ない」かとはっきり分かれるものではなく，身長やIQのようにその傾向が「強い」ものから「弱い」ものまで程度の差があると理解して下さい。

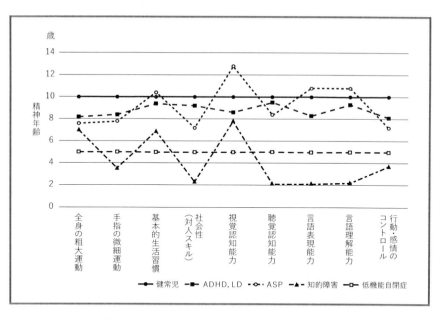

「発達アンバランス症候群」という考え方

大人のADHDについて,簡易なチェックリストを紹介します。

- □ 外部からの刺激に気を取られたり,どうでもいい考えが浮かんできたりしてすぐ気が散る。
- □ 衝動的に決断する。
- □ 止めなくてはならないときでも,そのときしていることを途中で止めることが難しい。
- □ 注意書きや説明書をよく読まずに,もしくは十分に説明を聞かずにやり始める。
- □ 約束を破ってしまう。約束を守れない。
- □ 正しい順番や手順に従って物事を進めることが難しい。
- □ 普通の人よりもスピードを出して運転する。趣味や楽しみの時間のときにだまっていることが難しい。

- ☐ 仕事や課題，趣味に集中することが難しい。
- ☐ 課題や仕事，趣味の活動などをすると，散らかし放題になる。

　このリストの最初の7項目のうち4つ以上当てはまった場合，もしくはすべての項目のうち6つ以上当てはまった場合，ADHDの可能性があります。チェックリストだけで診断はできませんので，専門医を受診して相談してください。

ADHDとギャンブル依存症

脳画像研究からADHDの脳には次の特徴があることがわかってきました。

- 脳の特定の部分の容量が小さく，刺激に反応しにくい
    右前頭葉（注意と抑制のはたらきをする部位）
    線条体（快楽追求，報酬行動の中枢部位）
    前帯状皮質（感情反応をコントロールする部位）
    小脳（実行機能がはたらくときのタイミングを決定する部位）
- 幼少期，青年期のADHDの人の前頭葉は代謝活動が弱い。

この特徴のためにADHDには次のような行動面での問題が発生します。

①自分を止められない（待てない，衝動的・思いつきで行動する）
②自分をコントロールできない（結果を考えずに行動する，興味のあることにすぐに飛びつく）
③実行機能に障害がある（時間感覚がない，やるべきことを忘れてしまう，過去の経験を思いだすための脳内の作業スペースが小さい）

処方箋①でギャンブル脳の説明をしましたが，ギャンブル衝動と上述の線条体とは密接に関係しています。報酬刺激に対する反応が弱い脳にとってはギャンブル刺激のような強烈なもの

でないと反応しにくいのだと解釈できます。ADHDの場合，衝動や感情をうまくコントロールする前頭葉の力も弱いため，衝動的になりやすく，行動を抑制しにくくなります。

　発達障害を抱える人はもともと抱えている傾向による生きづらさだけでなく，周囲の無理解によって生じる二次被害からも大きな影響を受けることになります。その結果，自己評価が低い，自尊感情が弱い，ストレス耐性が低い，感情的に不安定になりやすいということが起きてきます。心に不安を抱えていると，それを解消するために「不安を和らげてくれるもの」「ストレスを解消してくれるもの」「新しい刺激を与えてくれるもの」に出会いやすく，また一度出会うと「またそれをしたい」という衝動が強まり，抑えにくくなります。

　発達障害が背景にある依存行動を一般的な依存症と同じように扱ってもうまくいきません。想像力に障害がある場合，自己選択や自己決定が困難になりますし，自発的に新しい行動に移ることも苦手です。目標を持つこと，目標に向かって計画することも難しくなります。そんな特徴を持つ人に対して，一律に依存症回復アプローチをそのまま当てはめてもうまくはいきません。人と一緒にいること自体がひどく緊張してしまい，落ち着かない人にはミーティングの場そのものが苦痛になるでしょう。短期的なメリットと長期的なデメリットを考えて，その葛藤に働きかけるような方法にはうまく適合しないということも起きてきます。

　ADHDの場合，衝動性に特徴的な問題があるためにギャンブルにハマりやすいという面があります。ハマってしまうと抜け出すのは非常に難しいです。ギャンブル問題解決のためにはADHDの持つ特徴を理解して，方法を考える必要があります。ただこれは発達障害に限ったことではありません。その人その人に合ったアプローチが必要で，回復の仕方も人それぞれです。そのことを発達障害の問題が私たちに教えてくれます。

発達障害の人の ギャンブル問題への対応のポイント

● **金銭管理**
→環境整備として金銭管理が非常に重要な要素になります。

● **生活支援**
→生活や仕事に無理がないか。
　ギャンブルのない生活の仕方をともに考える。

● **特性に合わせた支援**
→生活全体を安定させていくことを主眼に置く。
　無理やりギャンブルを止めさせようとしないことも大切。
　言葉ではなく視覚的な手段を多用する。

● **ミーティングになじめない場合は他の方法を考える**
→グループになじめば居場所になり，良い面があります。

　ADHDと診断された場合は，有効性の高い薬物治療もありますのでぜひ専門医に相談してください。ギャンブル問題解決のためには，ADHDの特徴に合わせた環境作りをすることが最も大切です。

(参考文献)
『大人のADHDワークブック』ラッセル・A・バークレー，クリスティン・M・ベントン著，山藤奈穂子訳，星和書店，2015年．

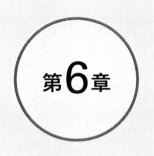

第6章

当事者本人の この本の活用法

第6章　当事者本人のこの本の活用法

　この本は家族・支援者向けに書かれていますが，当事者本人が読んでも役に立つと思います。ギャンブル問題の理解を深めることができ，自分自身が解決のために何をすべきかを知ることができます。そして，なによりも家族にとってこのギャンブル問題がどれほど深刻な影響を受ける問題なのかということを理解していただけるのではないでしょうか。

　この本の随所にCRAFTを活用した対応の仕方が書かれています。本人も家族と接する仕方を大きく修正する必要がありますが，その手助けになるのではないかと思います。家族以上に本人が自分の思っていることや考えていることを言語化して家族に伝える努力をしてほしいと思います。家族に伝わるように話すことがひいては自分自身の回復の強い基盤になっていきます。黙っていては何も伝わりません。

　最後に，ギャンブル問題解決のために本人がすべきことをまとめておきます。

- 意志や根性でどうにかなるという考えを捨てる。
- 借金問題ではなく，ギャンブル問題なのだと理解する。
- 嘘・ごまかしをしない。
- できる限り現金を持たずに生活する。
- 小遣い帳をつける。
- 自助グループのミーティングに通う。
- カウンセリングを受ける。
- 情報管理をする。
- 暇対策に早くからとりかかる。
- 気持ちが揺らいだときはすぐに打ち明ける。
- 自分の気持ちを相手に伝える練習をする。

あとがき

　『パチンコで借金を繰り返している息子はひょっとして依存症なのではないかと思い，地元で治療を受けられる病院・クリニックがないか必死で探しました。県内にはひとつもありませんでした。どうしたらよいのか頭を抱えていた時に，ギャンブル依存症に詳しい先生が県外から定期的に来ていることを知り，これでやっと救われると思いました。望みを託してその先生に診てもらいに行きました。しかし，開口一番，「ギャンブル依存症です。一生治りません」と言われた時のショックは忘れられません。本人も私たちも将来真っ暗になりました。そのあとに続いた説明はほとんど頭に入ってきませんでした』
　この後しばらくして私のいる病院に相談に来た家族からうかがった話です。残念ながら，こういう思いをした家族は少なくありません。なぜこのようなことが起きてしまうのでしょうか？
　私のような精神科医を含め，相談を受ける立場の人間は，相手がどのような経緯で今ここにいるのかに気を配り，その胸中に思いをはせることをともすれば怠りがちになります。いきなり問題行動だけに目を向けてしまいがちです。問題があるのだから相談にきて当たり前なのではありません。相談にたどりつくまでどれほどたいへんだったかということを家族の経験から教わるのです。援助で大切な心構えに気づかされます。困り果てて相談に来ている相手に対して，今最も必要なことは何か。それは家族のこれまでの苦労に対するねぎらいと将来に対する根拠のある希望です。具体的に伝えるべきことはたくさんありますが，何からどのように伝えるか，これを伝えたときに相手がどう受け取るだろうかということについて思いがいたるような細やかな心が必要です。まず伝えるべきは，ギャンブル依存症は病気だが，方法をもってすればなんとかなるということです。回復することに希望があって初めて意欲が湧きます。一援助者として心に刻んでいることです。「依存症＝一生治らない」と治療や援助の入り口で言われ，その場から遠ざかってしまうことがないようにしていきたいと肝に銘じています。

相談に来る家族には本人の問題行動がよく見えます。しかし，問題行動しか見えなくなるという罠がそこには潜んでいます。私たちも同様です。問題行動に気づき，洗い出すことには長けていても，相手の持つ健全な部分を見落としがちです。ギャンブル問題の解決に不可欠なのは，解決に重点を置いた見方・考え方です。解決に必要なものはその人の健康的な部分にあります。それを強化するやりかたが長期的には最も効果があります。依存症に意志や根性や罰は効果が薄いと何度もこの本に書きました。「〜なるといやだから，止めておこう」はブレーキによる行動修正です。きっかけとしては有効です。そこから「〜な暮らしがしたい」「〜な関係を築きたい」「〜な生活がいいな」への転換が必要だと思っています。これは簡単なことではありませんが，意識して考える習慣をつければなんとかなると思います。

　地元にあるGAのミーティングにはできる限りオブザーバーとして参加し，話を聞かせてもらっています。学ぶことが多いです。ギャンブルにのめりこみ，どうしてもそこから離れられない心のさまざまな動きを知ります。ギャンブルの邪悪で甘美な世界が簡単には忘れられないという心理を見ます。ギャンブル脳が回復していく過程も見せてもらっています。正直であることが回復に最も大切だということを確信したのもミーティングを通してでした。本人の内面の作業として最終的にクリアしていかねばならないのは「バレなければいいだろう」という考えだと私は思ってます。

　もう一つ答えをださなければならない問いは「金があれば幸福になれるのか？」ということです。ギャンブルには金がかならずからみます。ギャンブルの欲求の一つに「射幸心（しゃこうしん）」が語られます。しかし，これは言葉の使い方を間違っています。「幸せ（あるいは幸運）を射抜く」という意味から来ているのでしょうが，ギャンブルによって得られる金で幸せは射抜けません。幸運でもなんでもありません。幸せとはなにかということからまずは考え始めなければなりませんが，まぐれ当たりで金が手に入ることに「幸」という言葉を使ってきたことで，なんだかそんな気分になってしまうということも大きいのではないかと思います。そんな気になるだけで，「あぶく銭」は必ず人を困らせます。ギャンブル問題が深刻化するきっかけは間違いなく「大勝ち」です。そして，その時に得た大金はさらなる賭け金になるだけです。幸せとか幸運とかとは全く縁遠い世界です。自分の中に確固とした価値観（生活哲

学）を築き上げる必要があると思っています。

　この2つの大きな問いは本人だけの課題ではありません。私たち自身への問いかけでもあります。人として生きる上で大切な問いです。依存症はそのことを訴えかけてくれる病気だと思っています。

　ミーティングで毎回すばらしいと感じるのは，その人の体験がほかの人の回復に役立つということです。ギャンブル問題なので深刻であり悲惨でもあり，人でなしと思われても仕方ないというような体験があります。できれば自分の心の中だけにとどめておきたいと思ってしまうような体験です。しかし，それをあえて語ることで自分自身が回復していきます。心をオープンにする実践が大きな変化を生みます。それは魂の回復という表現が最も適しているように思います。そして，その体験談がほかの人の役に立つのです。ミーティング参加者には当たり前のこととして実感されていると思います。大袈裟ですが，この関係性こそ今の社会に欠けているものだと思います。問題を起こす人を簡単に排除してしまえるような思考ではありません。どの人からも学べる，学ぼうとする姿勢が豊かな社会を生むのだと思います。ミーティングはそれを体現している場だと私は受け止めています。

　この本のために聞き取り調査などを手伝ってもらった当院の頼もしいスタッフ，坂東さん，荒瀬さん，藤本さん，有持さん，友成さんに感謝します。

　2016年8月

吉田 精次

全国のGA会場一覧

全国のGA会場一覧

※2016年5月現在　G：グループ

	会場名	場所	住所	曜日	時間
北海道	オホーツク北見G	北見望ヶ丘協会	北見市花月町20	毎週木	19:00～20:30
	釧路ぬさまいG	カトリック協会釧路協会	釧路市黒金町12-10	毎週水・日	19:00～20:00
	浦河G浦河会場	日本キリスト教団浦河伝道所	浦河群浦河町昌平町東通32	毎週日	13:30～15:00
	浦河G浦河会場	日本キリスト教団浦河伝道所	浦河群浦河町昌平町東通32	毎週木	18:30～20:00
	帯広G帯広会場	日本キリスト教団帯広協会	帯広市西6条22丁目1-9	第2・4土	13:00～14:30 (12月～3月は18:00～19:30)
	札幌もいわG	月寒カトリック教会	札幌市白石区栄通2-11-16	毎週日	14:00～15:30
	札幌北1条G札幌北1東6	聖ベネディクト・ハウス	札幌市中央区北1条東6丁目10	毎週火	19:30～20:30
	札幌北1条G札幌北1西18	札幌グッドアワー教会	札幌市中央区北1条西18丁目1-46	毎週水	19:30～21:00
	札幌すずらんG	札幌市社会福祉総合センター3F第1会議室	札幌市中央区大通西19丁目1-1	毎週木	19:00～21:00
	苫小牧G	苫小牧市民活動センター	苫小牧市若草町3-3-8	毎週日	18:00～19:30
	小樽雪灯りG	小樽マリンホール	小樽市色内2-13-5	毎週土	18:45～20:00
	はこだてG	函館市総合保健センター	函館市五稜郭町23-1	毎週月	15:00～16:30
青森	青森G	しあわせプラザ	青森市本町4-1-3	第1・3土	18:30～20:00
岩手	盛岡G	カトリック四ツ家教会	盛岡市本町通2-12-25	第3土	19:00～20:30
秋田	秋田G	サンパル秋田	秋田市山王7-3-1 秋田市文化会館内	第1～4金	19:00～20:30
宮城	仙台G	仙台市福祉プラザ	仙台市青葉区五橋2-12-2	毎週土	19:00～21:00
	みやぎG	仙台市福祉プラザ	仙台市青葉区五橋2-12-2	毎週木	19:30～21:00
山形	山形G	山形市総合福祉センター	山形市城西町2-2-22	毎週日	19:00～21:00
				毎週水	20:00～21:30

全国のGA会場一覧

県	会場名	施設名	住所	曜日	時間
福島	ふくしまG曽根田会場	A・O・Z（アオウゼ）	福島市曽根田町1-18 ダイユーエイトMAX 4F	第1・3火	19:15〜20:45
福島	ふくしまG大町会場	福島市民活動サポートセンター	福島市大町4-15 チェンバおおまち3F	毎週金	19:15〜20:45
福島	郡山G郡山女性（郡山WILL）会場	さんかくプラザ（男女共同企画センター）	郡山市麓山2-9-1	第2・4火	19:30〜20:30
福島	郡山G細沼会場	郡山細沼教会めぐみ愛児園	郡山市細沼町8-12	毎週水	19:00〜20:30
福島	郡山G郡山会場	郡山市中央公民館	郡山市麓山1-8-4	第1・3・5土	19:00〜20:30
福島	郡山G郡山会場	さんかくプラザ（男女共同企画センター）	郡山市麓山2-9-1	第2・4土	19:00〜20:30
福島	会津G	會津稽古堂（生涯学習センター）	会津若松市栄町3-50	毎週月	19:15〜20:45
茨城	ふらっと水戸G	水戸市福祉ボランティア会館	水戸市赤塚1-1 MIOS2F	毎週水	19:00〜21:00
茨城	鹿嶋G	鹿嶋市まちづくり市民センター	鹿嶋市宮中4631-1	毎週土	15:00〜17:00
茨城	茨城G土浦会場	カトリック土浦教会 土浦聖母幼稚園	土浦市大町9-6	毎週火	19:00〜20:30
茨城	茨城G牛久会場	日本キリスト教団 牛久教会	牛久市中2-20-20	毎週月	20:00〜21:30
栃木	栃木G宇都宮西会場	宇都宮西生涯学習センター	宇都宮市西一の沢町17-32	第2・4金	20:00〜21:30
栃木	栃木G宇都宮東会場	宇都宮市まちづくりセンター まちぴあ	宇都宮市元今泉5-9-7	毎週日	14:00〜15:30
群馬	いせさきG桐生会場	桐生市総合福祉会館	桐生市新宿3-3-19	毎週水	20:00〜21:15
群馬	いせさきG伊勢崎会場	絆の郷	伊勢崎市昭和町1712-2	毎週火	19:00〜20:30
群馬	まえばしG前橋会場	前橋市総合福祉会館	前橋市日吉町2-17-10	毎週木	19:30〜21:00
群馬	まえばしG新前橋会場	群馬県社会福祉総合センター	前橋市新前橋13-12	第1・3・4・5日	14:00〜16:00
群馬	まえばしG新前橋会場	群馬県社会福祉総合センター	前橋市新前橋13-12	第2日	14:00〜15:30

全国のGA会場一覧（つづき）

	会場名	場所	住所	曜日	時間
埼玉	大宮G大宮会場	ひがしメンタルクリニック	さいたま市大宮区高鼻町1-305	毎週火	19:00～20:30
	大宮G大宮西会場	生涯学習総合センター（シーノ大宮センタープラザ内）	さいたま市大宮区桜木町1-10-18	毎週土	19:00～20:30
	武蔵浦和G	武蔵浦和コミュニティセンター	さいたま市南区別所7-20-1 サウスピア内	毎週日	10:00～11:30
	武蔵野東上G	北朝霞公民館	朝霞市朝志ヶ丘1-4-1	毎週水	19:30～21:00
	かわぐちG	カトリック川口教会	川口市本町2-4-15	毎週金	19:00～20:30
	トリムタブ船橋G船橋会場	船橋市中央公民館	船橋市本町2-2-5	毎週水	19:15～20:45
	トリムタブ船橋G柏会場	柏市中央公民館	柏市柏5-8-12	第1・3土	13:30～15:00
千葉	ちばG本八幡会場	市川市勤労福祉センター分館	市川市南八幡5-20-3	毎週日	10:00～11:45
	ちばG蘇我会場	蘇我コミュニティセンター	千葉市中央区今井1-14-35	毎週水	10:00～11:30
	ちばG本八幡女性〈Recovery for women〉会場	市川市八幡市民談話室	市川市八幡2-4-8	毎週日	13:30～15:00
	ちばG八千代会場	八千代台東南公民館	八千代市八千代台南1-11-6	第2・4火	19:15～20:45
	ちばG美浜会場	高洲コミュニティセンター	千葉市美浜区高洲3-12-1	毎週金	19:15～20:45
	行徳G	行徳公民館	市川市末広1-1-31	第2・4土	10:00～11:30
	江戸川G	長島桑川コミュニティ会館	江戸川区東葛西5-31-18	毎週土	13:30～15:00
東京	王子G昭和町会場	昭和町区民センター	北区昭和町3-10-7	毎週火	19:00～20:30
	王子G梶原会場	周愛利田クリニック	北区上中里3-6-13	毎週木	18:40～19:40
	北千住G	東京芸術センター	足立区千住1-4-1	毎週水	19:15～20:45
	メトロポリタンG	台東区生涯学習センター	台東区西浅草3-25-16	毎週日	18:00～19:30
				毎週金	19:00～20:30

全国のGA会場一覧

	会場名	場所	住所	曜日	時間
東京	キーストン青山G赤坂会場	赤坂区民センター	港区赤坂4-18-13 赤坂コミュニティーぷらざ内	毎週火	20:00〜21:00
	キーストン青山G茅場町会場	中央区新川公民館	中央区新川1-26-1	毎週木	20:00〜21:00
	キーストン青山G渋谷会場	女性センターアイリス	渋谷区桜丘町23-21 渋谷文化総合センター大和田内	毎月第5土	18:00〜19:15
	新宿G四ツ谷会場	聖イグナチオ教会	千代田区麹町6-5	毎週火	13:30〜15:00
	原宿G	目黒区駒場住区センター	目黒区駒場1-22-4	毎週日	10:00〜11:30
	中野G	スマイルなかの	中野区中野5-68-7	毎週土	19:00〜20:30
	都南池上G	池上文化センター	大田区池上4-21-13	毎週土	19:00〜20:30
	三鷹G	三鷹駅前コミュニティセンター	三鷹市下連雀3-13-10	毎週水	20:00〜21:30
	西東京STEPG	日本長老教会 西武柳沢キリスト教会	西東京市柳沢2-11-13	毎週金	19:30〜21:00
	昭島G	昭島ボランティアセンター	昭島市昭和町4-7-1 昭島市保健福祉センター内	毎週火	19:30〜21:00
	町田G東林間会場	東林公民館 コミュニティ一室	相模原市相南1-10-10	毎週日	18:30〜20:30
	町田G町田会場	カトリック町田教会	町田市中町3-2-1	毎週木	19:00〜20:30
	町田G八王子会場	八王子市生涯学習センター 南大沢分室	八王子市南大沢2-27 八王子市南大沢総合センター2階	第2・4土	19:00〜20:30
	フリーダムG	男女共同参画センター横浜北	横浜市青葉区あざみ野南1-17-3 アートフォーラムあざみ野内	毎週土	10:15〜11:45
神奈川	京浜G新子安会場	新子安地域ケアプラザ	横浜市神奈川区新子安1-2-4	毎週火	19:30〜20:45
	京浜G東神奈川会場	横浜市東神奈川地区センター	横浜市神奈川本町8-1	毎週土	19:00〜20:30
	横浜G星川会場	保土ヶ谷区社会福祉協議会 多目的研修室	横浜市保土ヶ谷区神奈川辺町5-11 かるがも3F	毎週月	19:00〜20:30

全国のGA会場一覧（つづき）

神奈川	横浜G高島会場	横浜市西区福祉保健活動拠点	横浜市西区高島2-7-1 ファーストプレイス横浜3F	毎週水	19:00～20:30
	横浜G関内会場	不老町地域ケアプラザ	横浜市中区不老町3-15-2	毎週木	19:00～20:30
	横浜G山下町会場	中区社会福祉協議会	横浜市中区山下町2 産業貿易センター4F	毎週土	18:00～19:30
	みなとG山下町会場	中区社会福祉協議会	横浜市中区山下町2 産業貿易センター4F	毎週水	19:00～20:30
	みなとG南太田会場	フォーラム南太田 （男女共同参画センター横浜南）	横浜市南区南太田1-7-20	毎週金	19:00～20:30
	ほどがやG	西谷地区センター	横浜市保土ケ谷区西谷町918	毎週木	19:00～20:30
	横浜ドルフィンG星川会場	保土ケ谷区社会福祉協議会 多目的研修室	横浜市保土ケ谷区川辺町5-11 かるがも3F	毎週火	19:00～20:30
	横浜ドルフィンG横浜会場	かながわ県民活動サポートセンター	横浜市神奈川区鶴屋町2-24-2	毎週土	19:15～20:45
	あさひG	二ツ橋地域ケアプラザ	横浜市瀬谷区二ツ橋町83-4	毎週金	19:00～20:30
	相模原G	カトリック相模原教会	相模原市中央区矢部4-13-1	毎週月	20:00～21:00
	やまとG	大和市生涯学習センター	大和市深見西1-3-17	毎週土	17:50～19:20
	大船G	大船学習センター	鎌倉市大船2-1-26	毎週日	19:30～21:00
	湘南G	藤沢市民活動推進センター	藤沢市藤沢1031 小島ビル2F	毎週金	19:00～20:30
	神奈川女性ミーティング 横浜会場	かながわ県民活動サポートセンター	横浜市神奈川区鶴屋町2-24-2	第1・3・5火	19:00～20:30
	神奈川女性ミーティング 星川会場	保土ケ谷区社会福祉協議会	横浜市保土ケ谷区川辺町5-11 かるがも3F	第2・4月	13:30～15:00

山梨	甲府G丸の内会場	甲府市中央公民館	甲府市丸の内3-26-16	第2・4日	19:00～20:30
	甲府G朝日会場	地域コミュニティ広場 花水木	甲府市朝日2-16-19	毎週火金	19:00～20:30
	甲府G甲府会場	カトリック甲府教会	甲府市中央2-7-10	毎週水	19:00～20:30
	山梨武田G甲府西会場	甲府市西公民館	甲府市長松寺12-30 西部市民センター内	毎週水	19:00～20:30
	山梨武田G甲府北東会場	甲府市北東公民館	甲府市武田3-1-6 北武部市民センター内	毎週土	19:00～20:30
	山梨UnityG甲府南西会場	甲府市南西公民館	甲府市国母6-4-2	毎週日	19:00～20:30
	山梨UnityG昭和町会場	昭和町中央公民館	中巨摩郡昭和町押越532	毎週火	19:00～20:30
	韮崎G	韮崎市民交流センターNICORI	韮崎市若宮1-2-50	毎週金	19:00～20:30
静岡	東海G	サンウェルぬまづ（ぬまづ健康福祉プラザ）	沼津市日の出町1-15	毎週日	14:30～16:00
	沼津G	サンウェルぬまづ（ぬまづ健康福祉プラザ）	沼津市日の出町1-15	毎週火	19:00～20:30
	静岡G静岡朝日会場	静岡市葵生涯学習センター	静岡市葵区東草深3-18 アイセル21内	毎週火	19:30～21:00
	静岡G浜松会場	浜松市福祉交流センター	浜松市中区成子町140-8	第2・4木	19:00～20:30
	静岡G磐田会場	服部病院	磐田市西貝塚3781-2	第1・3金	19:00～20:30
	信州上田G	上田市ふれあい福祉センター	上田市中央3-5-1	毎週水	19:00～20:30
長野	松本G	松南地区公民館	松本市芳野4-11 なんなんひろば内	毎週土	19:00～21:00
	長野G	長野市ふれあい福祉センター	長野市大字鶴賀緑町1714-5	毎週木	19:00～20:30
新潟	長岡G	阪之上コミュニティセンター	長岡市今朝白1-10-27	毎週日	13:30～15:00
	新潟G	田島いきいきセンター	三条市田島2-22-16-3	毎週月水土	19:30～21:00
				毎週水	19:30～21:00

全国のGA会場一覧

全国のGA会場一覧（つづき）

新潟	新潟八千代G	新潟市総合福祉会館	新潟市中央区八千代1-3-1	毎週日	19:00～20:30
富山	富山G	富山聖マリア教会	富山市星井町2-5-4	毎週水	19:30～21:00
石川	金沢G	松ヶ枝福祉館	金沢市高岡町7-25	第1金	19:30～21:00
福井	福井G	敦賀市福祉総合センター「あいあいプラザ」	敦賀市東洋町4-1	第1・3金	19:30～21:00
愛知	名古屋千種G	セレニティーパークジャパン名古屋	名古屋市千種区徳川山町2-6-25	第4土	19:00～20:00
	名古屋G	名古屋市総合福祉会館	名古屋市北区清水4-17-1	毎週火水金	7:30～8:30
	名古屋めぐみG若林会場	豊田市生涯学習センター若林交流館	豊田市若林東町沖田124	毎週日	14:30～16:30
	名古屋めぐみG名城会場	名古屋市総合福祉会館	名古屋市北区清水4-17-1	毎週火	19:30～20:30
	名古屋めぐみG前浜会場	名古屋市南区在宅サービスセンター	名古屋市南区前浜通3-10 南区総合庁舎内	毎週水	19:00～20:30
	トリニティー愛知G栄会場	国際デザインセンターセミナールーム	名古屋市中区栄3-18-1 ナディアパーク内	毎週土	15:00～16:00
	トリニティー愛知G鵜沼会場	鵜沼東福祉会館	各務原市鵜沼山崎町4-8	毎週日	10:00～11:30
	トリニティー愛知G中川会場	常盤コミュニティセンター	名古屋市中川区小本1-20-52	毎週金	20:00～21:30
	トリニティー愛知G西岐阜会場	市橋公民館	岐阜市橋本4-10-10	毎週月	19:30～20:30
	トリニティー愛知G岐阜会場	ハートフルスクエアーG	岐阜市橋本町1-10-23	毎週木	19:30～20:30
三重	三重G	四日市総合会館	四日市市諏訪町2-2	第2・4土	10:00～11:30
滋賀	大津G	大津市民活動センター	大津市浜大津4-1-1 明日都浜大津1F	毎週土	15:00～16:30
				毎週火	19:45～20:45

	会場名	施設	住所	曜日	時間
京都	京都G西ノ京会場	中京いきいき市民活動センター	京都市中京区西ノ京新建町12-34	毎週水	19:00〜20:00
	京都G東山会場	京都市東山いきいき市民活動センター	京都市東山区巽町442-9	毎週木	19:30〜20:30
	京都G五条会場	京都市福祉ボランティアセンター	京都市下京区梅湊町83-1 ひと・まち交流館3F	毎週金	19:00〜20:30
	京都G七条大宮会場	京都マック	京都市下京区大宮3-18 かつらぎ平安ガスセンタービル3F	毎週土	18:00〜19:00
	京都松原G	京都市こころの健康増進センター	京都市中京区壬生仙念町30	毎週月	15:00〜16:00
	伏見アムールG	伏見いきいき市民活動センター	京都市伏見区深草加賀屋敷町6-2	毎週月	19:30〜20:30 第1週は19:30〜21:00
	乙訓G	長岡京市中央生涯学習センター	長岡京市神足2-3-1 バンビオ1番館内	毎週日	10:00〜12:00
	奈良コンパスG	はぐくみセンター（奈良市保健所・教育総合センター）	奈良市三条本町13-1	毎週日	10:15〜11:45
	レサル生駒G	生駒市コミュニティーセンター	生駒市元町1-6-12 生駒セイセイビル内	毎週水	19:15〜20:45
奈良	奈良G	三郷町文化センター	生駒郡三郷町勢野西1-2-2	毎週火	20:00〜21:00 第1週は19:30〜21:00
	橿原G	橿原市中央公民館	橿原市小房町11-1	毎週土	19:30〜20:30
	Sunny大和高田G	カトリック大和高田教会	大和高田市大中南町6-11	毎週金	18:45〜20:00
				毎週土	19:00〜20:30
	サニタスG	セレニティパークジャパン	大和高田市東2-10-18	毎週水	19:00〜20:00
				毎週日	16:00〜17:00
				毎週月火	19:30〜20:30
				毎週土	18:30〜20:00

全国のGA会場一覧（つづき）

	会場名	施設名	住所	開催日	時間
大阪	豊中G	カトリック豊中教会	豊中市本町6-1-6	毎週火	19:30～20:40
	池田コンティニューG	カトリック池田教会	池田市満寿美町9-26	毎週金	20:00～21:15
	大阪G東淀川会場	大阪市立啓発センター	大阪市東淀川区東中島5-1-6	毎週日	14:30～16:30
	大阪G堺会場	堺市立健康福祉プラザ市民交流センター	堺市堺区旭ヶ丘中町4-3-1	毎週木	19:00～20:00
	ビリーヴ東大阪G	カトリック布施教会	東大阪市永和1-10-10	毎週木	19:30～20:45
	生野クローバーG	カトリック生野教会	大阪市生野区田島1-16-10	毎週月	19:45～20:45
	大阪オアシスG	福島区民センター	大阪市福島区吉野3-17-23	毎週日	17:30～18:30
	鶴橋G	日本聖公会大阪城南教会	大阪市天王寺区東上町20-6	毎週土	18:00～19:30
	寺田町オーシャンG	大阪聖愛教会	大阪市天王寺区大道3-3-20	毎週水	19:00～20:15
	阿倍野G	カトリック阿倍野教会	大阪市阿倍野区松崎町3-6-25	毎週水	13:30～14:30
	河内松原G	日本キリスト教団河内松原教会	松原市柴垣1-21-18	毎週土	19:30～20:30
兵庫	三田G	三田市まちづくり協働センター	三田市駅前町2-1 キッピーモール6F	毎週日	19:30～20:30
				第2・4木	20:00～21:00
	西宮ハピネスG	西宮市男女共同参画センター	西宮市高松町4-8 プレラにしのみや内	毎週木	18:00～19:30
	神戸元町フレンドリーG	日本聖公会神戸聖ミカエル教会	神戸市中央区下山手通5-11-1	毎週土	18:00～19:30
	神戸G	カトリック兵庫教会	神戸市兵庫区塚本通4-4-4	毎週日	14:00～16:00
				毎週水	19:30～20:30
	姫路G	姫路市中央市民センター	姫路市本町68-68	毎週土	18:30～19:30
	明石G	明石市立勤労福祉会館	明石市相生町2-7-12	毎週木	19:00～20:00

和歌山	和歌山なごみG	カトリック屋形町教会	和歌山市屋形町3-33	毎週金	19:00～20:00
島根	いずもG	いきいきプラザ島根	松江市東津田町1741-3	毎週木	19:00～21:00
	さんいんだんだんG松江橋北会場	松江市総合福祉センター	松江市千鳥町70	第1・3・5月	19:00～20:00
	さんいんだんだんG米子会場	米子市福祉保健総合センターふれあいの里	米子市錦町1-139-3	第2・4月	19:00～20:00
岡山	倉敷G倉敷会場	くらしき健康福祉プラザ	倉敷市笹沖180	第1・2日	14:00～15:30
	倉敷G岡山北長瀬会場	岡山市立御南西公民館	岡山市北区田中157-110	第3～5土	19:00～20:30
	福山G	福山すこやかセンター	福山市三吉町南2-11-22	毎週日	14:00～15:30
広島	広島G	広島市中区地域福祉センター	広島市中区大手町4-1-1 大手町平和ビル5F	毎週日	19:00～20:30
	ゆめ西広島G	広島市西区地域福祉センター	広島市西区福島町2-24-1	第1・2・4・5日	10:00～11:30
	山口G山口会場	小郡ふれあいセンター	山口市小郡下郷1440-1	毎週水	19:00～20:30
山口	山口G防府会場	サンライフ防府	防府市八王子2-8-9	第2・4土	19:00～20:30
	宇部G宇部会場	宇部病院デイケア棟	宇部市大字善和187-2	毎週火金	19:00～20:30
	宇部G上宇部会場	宇部市隣保会館 上宇部会館	宇部市中村2-6-15	第1・3・5水	19:00～20:30
	下関G美祢会場	美祢市勤労福祉会館	美祢市大嶺町東分348-4	第3日	14:00～15:30
	下関G細江会場	細江カトリック教会	下関市細江町1-9-15	毎週月	19:00～20:30
	下関G東神田会場	下関市民センター	下関市東神田町9-1	毎週木	19:00～20:30
香川	ハッピー高松G	高松市男女共同参画センター	高松市錦町1-20-11	第1日	14:00～16:00
				毎週木	19:30～21:00

全国のGA会場一覧（つづき）

徳島	徳島G	藍里病院	板野郡上板町佐藤塚東288-3	毎週木	19:00〜20:00
愛媛	松山G 松山会場	愛媛県男女共同参画センター	松山市山越町450	毎週土	12:00〜13:00
				第1・3日	14:00〜16:00
	松山G 今治会場	今治市民活動センター	今治市別宮8-1-55	毎週水	19:00〜21:00
	大洲G	大洲市新谷公民館	大洲市新谷乙1507-3	第2・4日	14:00〜16:00
	宇和島G	和霊公民館	宇和島市伊吹町557-5	毎週火	19:00〜20:30
	苅田G	苅田町三原文化会館	京都郡苅田町富久1-19-1	毎週木	19:00〜20:30
	北九州G	生涯学習総合センター	北九州市小倉北区大門1-6-43	毎週土	19:00〜21:00
	戸畑G	戸畑生涯学習センター	北九州市戸畑区中本町7-20	毎週金	19:00〜20:45
	八幡西G	八幡西生涯学習総合センター	北九州市八幡西区黒崎3-15-3 コムシティ3階	毎週日	9:30〜11:30
	クロサキG	竹末西生涯センター	北九州市八幡西区若葉1-7-1	第1〜4木	19:30〜20:30
福岡	アリアドネ宗像G	メイト宗像	宗像市久原180	毎週木	19:00〜21:00
	いいづかG	飯塚市立岩公民館	飯塚市新飯塚20-30	毎週月	19:00〜21:00
	福岡東G	和白地域交流センター コミセンわじろ	福岡市東区和白丘1-22-27	毎週水	19:00〜20:30
	二日市G	二日市コミュニティセンター	筑紫野市二日市中央5-5-18	毎週土	9:30〜11:00
	ちくしG	筑紫野市生涯学習センター	筑紫野市二日市南1-9-3	毎週火	19:30〜21:30
	博多G 山王会場	博多市民センター	福岡市博多区山王1-13-10	毎週日	18:30〜19:30
	博多G 大野城会場	中央コミュニティセンター	大野城市中央1-5-1	第2・4・5月	19:00〜20:30

※高知：GAの会場はホームページ上には紹介されていませんが、開催されているようです（2016年8月現在）

	会場名	住所	開催日	時間
福岡	福岡南G	福岡市立南市民センター	福岡市南区塩原2-8-2	毎週月	19:00～20:30
	福岡中央G	ふくふくプラザ	福岡市中央区荒戸3-3-39	毎週日	14:30～16:30
	福岡あかつきG	ふくふくプラザ	福岡市中央区荒戸3-3-39	毎週水	19:00～20:30
	グローアップG飯盛会場	倉光病院 デイケア棟	福岡市西区飯盛664-1	第1・3火	18:30～19:30
	グローアップG女原会場	さいとぴあ（西部地域交流センター）	福岡市西区女原697-1	毎週金	19:00～20:30
	久留米G八女会場	おりなす八女	八女市本町586	毎週火	10:00～11:30
	久留米G久留米会場	えーるピア久留米	久留米市諏訪町1830-6	毎週木	19:00～21:00
	久留米G朝会場	甘木地域センター フレアス甘木	朝倉市甘木764-21	毎週土	19:00～20:30
	大牟田G	大牟田市中央地区公民館	大牟田市原山町13-3	毎週金	19:00～20:30
佐賀	佐賀G	アバンセ	佐賀市天神3-2-11	第1・5水	19:30～21:30
	佐賀G	佐賀市赤松公民館	佐賀市中の館町4-10	第2～4水	19:30～21:30
	唐津G	サンビレッジ寿	唐津市原1043-5	毎週月	19:30～21:00
	武雄G	武雄市中央公民館	武雄市武雄町大字武雄5539-1	毎週金	19:30～21:30
長崎	佐世保G	佐世保市民活動交流プラザ	佐世保市戸尾町5-1	毎週水	19:00～20:30
	長崎G出島会場	銭座地区コミュニティセンター	長崎市宝町9-4	毎週月金	19:00～20:30
	長崎G出島会場	出島交流館	長崎市出島町2-11	毎週日	14:00～16:00
	長崎G長崎会場	西脇病院1Fサクラルーム	長崎市桜木町3-14	毎週木	19:00～20:30
大分	大分きずなG	大分東部公民館	大分市吉町3-1	毎週土	19:00～20:30
	大分G	大分西部公民館	大分市王子新町5-1	毎週日	19:00～21:00
				毎週水	19:00～20:30

全国のGA会場一覧（つづき）

熊本	熊本G中央会場	五福公民館	熊本市中央区細工町2-25	第1・2火	14:30～16:00
	熊本G中央会場	中央公民館	熊本市中央区草葉町5-1	第3～5火	14:30～16:00
	熊本G黒髪会場	日本福音ルーテル室園教会	熊本市黒髪2-19-8	毎週水	19:00～20:30
	熊本G健軍会場	日本福音ルーテル健軍教会 1階会議室	熊本市新生2-1-3	毎週木	19:00～20:30
	熊本G大江会場	熊本市障がい者福祉センター希望荘	熊本市中央区大江5-1-1	毎週金	14:00～15:30
	熊本G菊陽会場	さくよう地域生活支援センター	菊池郡菊陽町原水5587	毎週土	13:30～15:00
	玉名G	玉名カトリック教会	玉名市中1925-2	毎週金	18:00～19:30
	八代G	麦島公民館	八代市古城2259	毎週金	19:00～20:30
宮崎	日向G	さんぴあ	日向市中町1-31 日向市文化交流センター小ホール棟2階	毎週日	19:30～21:00
	宮崎G	宮崎県福祉総合センター	宮崎市原町2-22	毎週日	19:30～21:00
	都城G	大悟病院	北諸県郡三股町大字長田1270	毎週水	20:00～21:00
鹿児島	鹿児島G	ぱーと・ぱーく（鹿児島市精神保健福祉交流センター）	県鹿児島市鴨池2-22-18	毎週土	18:30～20:30
沖縄	沖縄かいG	那覇市北保健センター	那覇市古島2-31-1 那覇市立病院内	毎週火	19:30～21:00
	てぃーだG若狭会場	那覇市若狭公民館	那覇市若狭2-12-1	毎週日	18:00～19:30
	てぃーだG	なは市民活動支援センター	那覇市銘苅2-3-1	毎週水	19:00～20:30
				毎週月	19:00～20:30

全国の精神保健福祉センターの一覧

○：ある　？：情報が得られませんでした

名称	住所	Tel	地域のGA	紹介できる医療機関	備考
北海道立精神保健福祉センター	札幌市白石区本通16丁目北6-34	011-864-7000		○	センターで対応・診療もしている
札幌こころのセンター	札幌市中央区大通西19丁目「WEST19」4階	011-622-0556	○	○	
青森県精神保健福祉センター	青森市大字三内字沢部353-92	017-787-3957 3958	○		
岩手県精神保健福祉センター	盛岡市本町通3-19-1	019-629-9617			
宮城県精神保健福祉センター	大崎市古川旭5-7-20	022-923-0021		○	
仙台市精神保健福祉総合センターはあとぽーと仙台	仙台市青葉区荒巻字三居沢1-6	022-265-2191	○		
秋田県精神保健福祉センター	秋田市中通2-1-51	018-831-3939	○		
山形県精神保健福祉センター	山形市小白川町2-3-30	023-624-1217	○		
福島県精神保健福祉センター	福島市御山町8-30	0570-064-556		○	
茨城県精神保健福祉センター	水戸市笠原町993-2	029-243-2870	○		
栃木県精神保健福祉センター	宇都宮市下岡本町2145-13	0120-302-362	○		
群馬県精神保健福祉センター	前橋市野中町368	027-263-1156	○		
埼玉県立精神保健福祉センター	北足立郡伊奈町小室818-2	048-723-3333		○	
さいたま市こころの健康センター	さいたま市中央区本町東4-4-3	048-851-5665			2016.4〜専門相談を開設
千葉県精神保健福祉センター	千葉市中央区仁戸名町666-2	043-263-3891	○	？	
千葉市こころの健康センター	千葉市美浜区高浜2-1-16	043-204-1582	○		
東京都立精神保健福祉センター	台東区下谷1-1-3	03-3842-0946		○	アルコール・ギャンブル家族会あり

全国の精神保健福祉センターの一覧（つづき）

名称	住所	Tel	地域のGA	紹介できる医療機関	備考
東京都立中部総合精神保健福祉センター	世田谷区上北沢2-1-7	03-3302-7711		○	
東京都立多摩総合精神保健福祉センター	多摩市中沢2-1-3	042-371-5560	○		家族教室を開催
川崎市精神保健福祉センター	川崎市川崎区宮本町2-32 JAセレサみなみビル4F	044-201-3242	○		家族にギャンブルセミナーを開催
神奈川県精神保健福祉センター	横浜市港南区芹が谷2-5-2-	045-821-6937	○		
横浜市こころの健康相談センター	横浜市中央区日本大通18番地 KRCビル6F	045-671-4455		○	
相模原市精神保健福祉センター	相模原市中央区富士見6-1-1 総合保健医療センター7F	042-769-9818	○		
新潟県精神保健福祉センター	新潟市中央区上所2-2-3	025-280-0113	○		
新潟市こころの健康センター	新潟市中央区川岸町1丁目57-1	025-232-5560	○		
山梨県立精神保健福祉センター	甲府市北新1-2-12	055-254-8644	○	○	家族教室を開催
長野県精神保健福祉センター	長野市若里7-1-7	026-227-1810	○	○	
岐阜県精神保健福祉センター	岐阜市鷺山向井2563-18	058-233-0119	○	○	
静岡県精神保健福祉センター	静岡市駿河区有明町2-20	054-286-9245	○	○	
静岡市こころの健康センター	静岡市葵区柚木240	054-262-3011	○	○	
浜松市精神保健福祉センター	浜松市中区中央1丁目12-1 県浜松総合庁舎4F	053-457-2709	○		家族教室を開催
愛知県精神保健福祉センター	名古屋市中区三の丸3-2-1	052-962-5377			
名古屋市精神保健福祉センター	名古屋市中村区名楽町4-7-18	052-483-2095	○	○	
三重県こころの健康センター	津市桜橋3-446-34 三重県津庁舎保健所棟2F	059-253-7826			家族教室を開催 毎水電話相談あり（祝日・年末年始を除く）

全国の精神保健福祉センターの一覧

名称	住所	Tel	地域のGA	紹介できる医療機関	備考
滋賀県立精神保健福祉センター	草津市笠山8-4-25	077-567-5023		○	
富山県心の健康センター	富山市蜷川459-1	076-428-1511	○		
石川県こころの健康センター	金沢市鞍月東2-6	076-238-5750	○	○	
福井県総合福祉相談所	福井市光陽2-3-36	0776-26-4400			ギャンブルセミナーを開催
京都府精神保健福祉総合センター	京都市伏見区竹田流池町120	075-645-5155	○	○	セミナーを開催
京都市こころの健康増進センター	京都市中央区壬生東高田町1-15	075-314-0874	○		勉強会を開催
大阪府こころの健康総合センター	大阪市住吉区万代東3-1-46	06-6691-2811	○	○	
大阪市こころの健康センター	大阪市都島区中野町5-15-21 都島センタービル3F	06-6922-8520	○	○	
堺市こころの健康センター	堺市旭ヶ丘中町4-3-1 健康福祉プラザ3F	072-245-9192	○	○	
兵庫県精神保健福祉総合センター	神戸市中央区脇浜海岸通1-3-2	078-252-4980	○	○	
神戸市こころの健康センター	神戸市中央区東川崎町1-3-3 神戸ハーバーランドセンタービル9F	078-371-1900	○	○	
奈良県精神保健福祉総合センター	桜井市粟殿1000	0744-43-3131	○		
和歌山県精神保健福祉センター	和歌山市手平2-1-2	073-435-5194		○	
鳥取県精神保健福祉センター	鳥取市江津318-1	0857-21-3031	○	○	
島根県立心と体の相談センター	松江市東津田町1741-3 いきいきプラザ島根2F	0852-21-2885	○	○	ギャンブルプログラムを実施
岡山県精神保健福祉センター	岡山市中区古京町1-1-10-101	086-272-8839		○	
岡山市こころの健康センター	岡山市北区鹿田町1丁目1-1	086-803-1274		○	時により本人への支援、診療
広島県立総合精神保健福祉センター	安芸郡坂町北新地2-3-77	082-884-1051	○	?	

全国の精神保健福祉センターの一覧

全国の精神保健福祉センターの一覧（つづき）

名称	住所	Tel	地域のGA	紹介できる医療機関	備考
広島市精神保健福祉センター	広島市中区富士見町11-27	082-245-7731		○	
山口県精神保健福祉センター	防府市駅南町13-40 防府総合庁舎	0835-27-3388	○	○	
徳島県精神保健福祉センター	徳島市新蔵町3-80	088-602-8911	○		
香川県精神保健福祉センター	高松市松島町1-17-28	087-804-5566	○		
愛媛県心と体の健康センター	松山市本町7-2	089-911-3880		○	
高知県立精神保健福祉センター	高知市丸の内2-4-1	088-823-7500	○		
福岡県精神保健福祉センター	春日市原町3-1-7	092-582-7500	○		
北九州市立精神保健福祉センター	北九州市小倉北区馬借1-7-1 アシスト215F	093-522-8729	○		
福岡市精神保健福祉センター	福岡市中央区舞鶴2-5-1 あいれふ3F	092-641-4444	○	○	
佐賀県精神保健福祉センター	小城市小城町178-9	0952-73-5556	○		家族教室を開催
長崎こども・女性・障害者支援センター	長崎市橋口町10-22	095-846-5115	○		家族教室を開催
熊本県精神保健福祉センター	熊本市月出3-1-120	096-386-1166	○		依存症家族ミーティングを開催
熊本市こころの健康センター	熊本市中央区大江5-1-1 ウェルパルくまもと3F	096-362-8100	○		グループミーティングを開催
大分県こころとからだの相談支援センター	大分市大字玉沢字平石908	097-541-5276	○		
宮崎県精神保健福祉センター	宮崎市霧島1-1-2	0985-27-5663	○		
鹿児島県精神保健福祉センター	鹿児島市小野1-1-1	099-218-4755	○		
沖縄県立精神保健福祉センター	南風原町宮平212-3	098-888-1443	○		

[著者略歴]

吉田 精次
（よしだ・せいじ）

1981年，徳島大学医学部卒。2001年から藍里病院にてアルコール依存症治療，2007年からギャンブル依存症治療を開始。日本アルコール関連問題学会・評議員，徳島県断酒会・顧問，徳島アルコール関連問題研究会・代表，徳島ギャンブル問題を考える会・世話人，徳島ダルク後援会・代表，徳島自殺予防面接技法研究会・世話人。著訳書に「CRAFT 依存症者家族のための対応ハンドブック」（メイヤーズ他，監訳），「CRAFT 薬物・アルコール依存症からの脱出」（共著）（金剛出版）がある。

家族・援助者のためのギャンブル問題解決の処方箋
CRAFTを使った効果的な援助法

2016年9月30日 発行
2022年5月10日 2刷

著 者 吉田 精次
発行者 立石 正信
印 刷 デジタルパブリッシングサービス
装 丁 クリエイティブ・コンセプト

発行所 株式会社 金剛出版
〒112-0005
東京都文京区水道1-5-16
電話 03-3815-6661
振替 00120-6-34848

ISBN978-4-7724-1518-7 C3011　　　　　　　　　Printed in Japan©2016

CRAFT
薬物・アルコール依存症からの脱出
あなたの家族を治療につなげるために

［著］＝吉田精次　境 泉洋

●A5版　●並製　●136頁　●定価 **2,640**円

薬物・アルコール依存症のメカニズムを解き明かし，
硬直化した家族関係を変容，緩和させていくための
最強の治療プログラム。

ギャンブル依存のための認知行動療法ワークブック

［著］＝ナムラタ・レイルー　ティアン・ポー・ウィー
［監訳］＝原田隆之

●B5版　●並製　●250頁　●定価 **3,960**円

「意志の力では制御できない」ギャンブル依存に挑む，
クライエントとセラピストのための
認知行動療法ワークブック。

エビデンス・ベイスト心理療法シリーズ6
ギャンブル依存

［著］＝ジェイムズ・P・ウェラン ほか
［監修］＝貝谷久宣　久保木富房　丹野義彦

●B5版　●並製　●152頁　●定価 **2,640**円

近年，社会問題化している「ギャンブル依存」について，
問題の定義・理論的基礎を概観し，
認知行動療法・動機づけ面接に基づいた治療の実際を述べる。

価格は10%税込です。